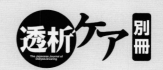

透析ケア 別冊
The Japanese Journal of
Dialysis & Caring

**バスキュラーアクセス専門医が
たっぷり図解でやさしく答えます！**

透析ナースが
いまさら聞けない
シャントのギモン

飯田橋春口クリニック院長 **春口洋昭** 著

MC メディカ出版

JN078760

✦ はじめに ✦

　透析室に最初に配属になったときのことは覚えているでしょうか？ シャントに関して、さまざまな疑問があったと思います。「なぜ、こんなに太い針を刺すの？」「なぜ、太い血管の人とそうでない人がいるの？」など……。新人ナースも、毎日のように患者に接しているうちに、透析業務は滞りなくできるようになってきます。しかし、シャントについて、じつは解決できていない疑問が残ったままになっているかもしれません。

　本書では、バスキュラーアクセスを専門に診療している医師が、ベッドサイドでナースの小さな疑問に答えていきます。そして、ナースは考えながら、シャントの疑問を一つずつ解決していきます。新人ナースはもちろんのこと、透析に長く従事している方も初心に戻って、もう一度シャントを見直してみませんか？「なるほど、そういうことだったのか！」ということが見つかると思います。考えかたが変われば、管理法も変わってきます。

　本書で得た知識を知識のままで終わらせず、ぜひ、明日からの透析室で役立ててください。

2023 年 4 月

飯田橋春口クリニック院長

春口洋昭

透析ナースがいまさら聞けない
シャントのギモン

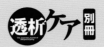

第1章 シャントのギモン

第2章 シャント管理のギモン

Contents

第3章 シャントトラブル・治療のギモン

*mini*解説

Contents

column

本書で使用している略語一覧

AVF |
arteriovenous fistula　自己血管内シャント

AVG |
arteriovenous graft　人工血管内シャント

BV |
blood volum　ブラッドボリューム

ePTFE |
expanded polytetrafluoroethylene　延伸ポリテトラフルオロエチレン（テフロン）

PTA |
percutaneous transluminal angioplasty　経皮的血管形成術

PU |
polyurethane　ポリウレタン

QB |
quantity of blood flow　血流量

QOL |
quality of life　生活の質

TBBAVF |
transposed brachiobasilic AVF　尺側皮静脈転位内シャント

VA |
vascular access　バスキュラーアクセス

VAIVT |
vascular access intervention therapy　経皮的バスキュラーアクセス拡張術

本書の登場人物

春口先生。患者さんのことを第一に考えているバスキュラーアクセス専門医。これまで腎移植、腎不全外科、バスキュラーアクセス、人工臓器の臨床と研究に携わってきた。たとえで物事を教えるのが得意。新人ナースにも優しい。

早川さん。透析室に配属されて半年が経過したが、まだまだ新人のナース。勉強熱心だが穿刺がちょっとニガテ。患者さんから信頼されるナースになりたいと思っている。

※本書に登場する患者さんの名前はすべて仮名です。

第 1 章

シャントのギモン

Q1 そもそもどうしてシャントが 必要なの？

血液透析にシャントが 必要な理由

 春口先生　こんにちは、早川さん。透析室に配属されて、そろそろ半年ですね。だいぶ通常業務に慣れてきたでしょう。最初のころはいろいろな疑問があったと思いますが、仕事が忙しくなって、いつの間にかそれらの疑問を封印してしまったかもしれません。これからは疑問があったら、どんなことでもよいので聞いてください。

 看護師（早川さん）　こんにちは。それでは一つ、お聞きしたいことがあります。透析室に配属になったときに思っていたのですが、なぜシャントが必要なのか、じつはよくわかっていません。採血のように、肘の太い静脈に穿刺すればよいのではないでしょうか？

 春口先生　じつは、私も医学部在学中に同じような疑問をもったのです。血液透析にシャントが必要なければ、わざわざ手術しなくても済むし、血管が狭くなったときに経皮的血管形成術（PTA）をする必要もありませんよね。で

すが、ふつうの静脈では透析ができないのです。早川さんは、透析で必要な血流量はどれくらいか知っていますか？

 看護師　確か、1分間に200mLぐらいです。患者さんによっては、250mL/min だったり、300mL/min だったりします。場合によってはそれ以上脱血している人もいます。でも、最低200mL/minは必要です。

 春口先生　そうですね。そのくらいの血流を脱血しないと、十分な透析が受けられませんね。採血するときに穿刺する私たちの静脈は、30〜50mL/minぐらいしか流れていません。献血をしたことはあるでしょう。200mLを献血するのに1分では無理ですよね。

 看護師　そうでした。全血献血で10分以上はかかったと思います。

 春口先生　そこで、1分間に200mLの血液を持続的に脱血できるものが必要になります。それができるのがシャントです。ところで、シャントのつくり方は知っていますか？

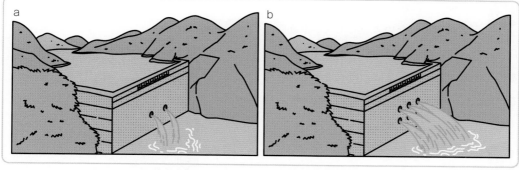

✦ 図1　ダムをイメージするとわかりやすい
a：放水量を調節して適切な状態を保つ。
b：決壊を防ぐために緊急放流する。

 看護師　腕時計をするあたりで動脈と静脈を吻合（分離している血管を接続）するのですよね。

 春口先生　そうですね。その後、シャントスリルが出現し、シャント音も聞こえるようになります。シャント作製直後から、静脈に200mL/min程度の血流が流れます。動脈の勢いのよい血流が直接静脈に流れ込むのです。動脈は圧が高いので、血液は圧の低いところを目指します。それが静脈です。ダムをイメージしてください。雨が降っても、ダムにいったん水を貯めて放水量を調節することで、下流の水量は適切な状態を保ちます（図1-a）。ただ、さらに降水量が多くなれば、ダムの決壊を防ぐため、緊急放流します（図1-b）。その量がある一定を超えると、洪水になります。いわば、動脈はダムの上流で、静脈は下流の川です。シャントを作製するということは、ダムの放流量を増加させ、下流を洪水の状態にし続けるのと同じです。ダムは両者をつないでいる毛細血管です。もちろん実際のダムの運用とは違いますが、このようにイメージするとわかりやすいです。

 看護師　なるほど！　ダムでイメージするとわかりやすいですね。

 春口先生　通常、動脈と静脈は細い毛細血管でつながっています。ダムの放水量を非常に少なくした状態です。したがって、上腕動脈の血流量は約100mL/minに制御されており、当然それにつながる静脈の血流量も少なくなります。シャントをつくる（ダムの放水量を増やす）ことで、動脈と吻合された静脈血流量が一挙に300mL/min程度に増加します。シャントを作製して、次第に静脈が拡張して十分な血流量が得られるようになれば、シャント血管に穿刺して透析が行えるようになるのです。

看護師　だからシャント作製直後には穿刺しないようにして、1ヵ月程度経って、静脈が発達してから穿刺するのですね。ということは、血液透析をするためには、シャントが絶対に必要なのですね。

 春口先生　じつはそうではないのです。シャント以外で血液を毎分200mLとる方法があるのですが、何だと思いますか？

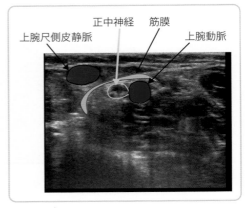

✦ 図2　肘関節部のエコー画像

✦ シャント以外の血液採取方法

 看護師　動脈は勢いが強いので、動脈に直接穿刺すればよいはずです。

 春口先生　そのとおりですね。ではどうして皆そのようにしないのでしょうか。

 看護師　かなり深い位置を走行していて、動脈を穿刺するのが大変だからではないでしょうか？　看護師は動脈の直接穿刺ができないですし……。

 春口先生　そうですね。図2を見てください。これはエコーで肘関節部を輪切りにした状態で描出しています。皮下静脈（上腕尺側皮静脈）と動脈（上腕動脈）の深さはまったく違います。皮下静脈は筋膜よりも浅い位置にあるので、表面から確認することができますね。一方、動脈は筋膜よりも深い位置を走行している

ので、皮膚表面から見るだけでは、位置がわかりづらいです。穿刺する場合は、拍動を頼りにしなければなりません。

 看護師　血管が深いと、ちょっとずれるだけで、動脈の中に針を入れることができなくなりますね。

 春口先生　そうですね。血管が深いとほかに何に困ると思いますか？

 看護師　筋膜よりも深い位置にあるので、患者さんはとても痛いのではないでしょうか？　以前、動脈を直接穿刺しているところを見ました。医師は局所麻酔をしていましたが、それでも、患者さんはかなり痛そうでした。

 春口先生　筋膜を針が通過するときに痛みを感じるのです。

 看護師　図2のレンコンのようなものは神経ですか？　動脈の近くを走行していますね（図2⇨）。これに

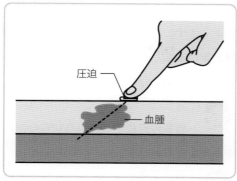

図3 血管が深いと皮膚と動脈壁の穿刺位置がずれる

図4 筋膜内には動脈や深部静脈が空間をつくっている

動脈
神経
静脈
筋膜
筋肉

穿刺したら、患者さんは痛みで跳びあがるのではないでしょうか？

春口先生 よいところに気がつきましたね。上腕動脈のそばには正中神経という非常に太い神経が走行しています。上肢の神経ではもっとも太く、重要な神経です。運動神経と感覚神経の両方を兼ね備えているので、この神経が損傷すると指がうまく動かなくなります。上腕では、動脈と神経がかなり近くを走行していますが、幸い肘ではすこし離れているので、肘に穿刺する場合、通常神経を損傷することはまずありません。ですが、穿刺する医師はかならずエコーで穿刺する場所の近くに神経がないことを確認しなければなりません。血管が深いとほかにどんな問題がありそうですか？

看護師 うーん、そうですね……。やはり、止血はむずかしそうですね。

春口先生 **動脈の直接穿刺は、むしろ止血が大切なのです**。血管が深いため、皮膚の穿刺位置と動脈壁の穿刺位置がずれるのです（図3）。穿刺部位よりも吻合部に近い末梢を押さえると、かえって出血しやすくなります。また、動脈は拍動が強く深い位置を走行しているので、かなり強い圧力で止血しなければなりませんね。そのため、穿刺だけでなく止血も医師が行います。一応止血を確認できても、後出血の危険があるため、しばらくはかなり強く圧迫します。

看護師 やはり動脈穿刺はいろいろと大変なのですね。

春口先生 止血ミスをして内出血した場合も、シャント静脈とはまったく異なるのです。**動脈が内出血した場合、その血液は筋膜内にとどまり、これが問題をひき起こします**。筋膜内には動脈だけでなく、深部静脈や正中神経が走行して

います。一つの空間をつくっているのですね（図4）。これをコンパートメント（"客車"という意味）と言います。皮下と違って血腫の逃げ場がないので、血腫によってコンパートメント内の圧力が高くなります。そうするとどんなことが起こりますか？

 看護師　動脈そのものや、神経が圧迫されると思います。

 春口先生　そうです。客車の乗客が200％になったようなものです。血腫によって神経が圧迫されることが

問題で、手指の神経障害が出現する可能性があります。**これをコンパートメント症候群と言います。**この症状が現れたら、すぐに血腫除去術を行わなければなりません。

 看護師　そう考えると、やはり、動脈の直接穿刺はいろいろな問題がありますね。

 春口先生　はい。ですから、それを解消するための方法があるのです。16ページでは、そのことについて話しましょう。

mini解説

内シャント誕生秘話！

　私たちがふだん接している自己血管内シャントは、英語で "arteriovenous fistula" といい、AVF と略します。内シャントには自己血管を用いた AVF と人工血管を用いた人工血管内シャント（AVG）の 2 種類があります。直接動脈と静脈を吻合するか、その間に人工血管を介在させるかの違いで、動脈血が静脈に流入する「シャント」の状態であることは変わりません。

　AVF は 1966 年にアメリカの Brescia（ブレシア）と Cimino（チミノ）が考案した方法です。基本的なアイデアはチミノが考えたので、Cimino shunt ともよばれています。それまでは、動静脈間にカテーテルを用いて体外で連結した「外シャント」が使われていました（図）。これは、1960 年にシアトルの Scribner（スクリブナー）が考案した方法で、外シャントの発明により、慢性腎不全の患者の命が救われるようになったのです。じつは、このころはまだ血管に穿刺して透析を行うという発想はなかったのです。チミノは血液センターで働いていて、血液を採取する仕事をしていました。そのころ、朝鮮戦争による外傷の患者も運ばれてきました。外傷で動脈と静脈が太い部位でつながり、自然に動静脈瘻ができた患者もいたそうです。チミノは、これらの患者からは短時間で多くの血液を採取できることを知っていました。この経験と外シャントを結びつけて、動静脈瘻を手術で作製して、静脈に穿刺して透析を行うという方法に思い至ったのです。まさかその方法が 60 年以上、透析患者の命をつなぎとめる方法として残っていくとは思っていなかったかもしれません（102 ページ参照）。

　AVF は上手に作製して適切に管理すれば、30 年、40 年と使い続けることができます。われわれバスキュラーアクセス専門医は、トラブルが少なく、長期間にわたって使用できる方法を模索し続けています。

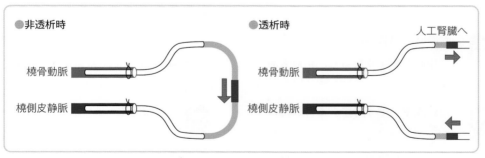

●非透析時　　　　　　　　　　●透析時　　　　　　　　　　人工腎臓へ

橈骨動脈　　　　　　　　　　　橈骨動脈

橈側皮静脈　　　　　　　　　　橈側皮静脈

✦ 図　外シャントの仕組み

動脈表在化のメリット

 春口先生　動脈の直接穿刺にはいろいろな問題があることがわかりましたね。シャントが閉塞したときに、1、2回直接穿刺を行うのは仕方がないですが、毎回の透析で行うわけにはいきません。そこで考え出されたのが、上腕動脈表在化法（図1）です。

 看護師（早川さん）　動脈を皮膚の近くに浮き上がらせておく方法ですね。

 春口先生　この方法は、上腕動脈を筋膜よりも浅い位置に移動させるもので、皮下静脈と同じ深さにします。そうすることでのメリットは何でしょうか？

 看護師　血管の位置が浅くなるので穿刺しやすくなるし、止血も簡単になりますね。

 春口先生　そうです。それ以外はどうでしょうか？　血腫を形成したとき、動脈の直接穿刺と同じようにコンパートメント症候群は起こりますか？

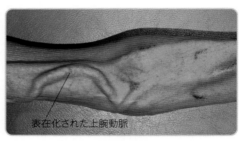
表在化された上腕動脈

✦ 図1　上腕動脈表在化法

 看護師　いいえ。筋膜より浅い部位なので、皮下血腫だけで済みます。そう考えるとよいこと尽くしです。

 春口先生　内シャントと比べてもよいことがあるのですが、わかりますか？

 看護師　内シャントは静脈に穿刺しますが、動脈表在化では動脈に穿刺しますね。動脈に穿刺することがよいこととは思えませんし……。シャントはスリルがあるけれど、動脈は拍動だけですね。これが何か関係しますか？

 春口先生　よいところに目をつけました。それは大いに関係します。通常、内シャントの血流量は500〜1,000mL/min程度ですが、1,500〜2,000mL/

min になる患者さんもいます。血液の流れが多いのですね。そうすると、透析で脱血しやすくなるし、問題ないように思えます。ただ、心臓の負担も同時に増えますよね。心拍出量は通常1分間に5,000mL程度ですが、それプラス2,000mLも流れればどうなるでしょうか？

 看護師 心臓は1分間に血液を7,000mL流さなければいけなくなりますね。これは、40％も心臓の負担が増えることになります。もともと心負荷がかかりやすい透析患者さんだと、これは由々しき事態です。一方で、動脈表在化しただけでは血流量は増えないので、心臓に負担がかかりませんね。

 春口先生 そのとおりですね。若くて心予備能が十分にある患者さんであれば、1分間に2,000mL程度の負担はそれほど問題にはなりませんが、心予備能が低下している高齢患者さんでは、場合によっては500mL/minのシャント血流でも心負荷となります。そのようなことが予想される場合は、最初から上腕動脈表在化法を選択します。

 看護師 心臓に負担がかからないのなら、シャントよりも動脈表在化のほうがよいですね。どうして表在化の患者さんは少ないのでしょうか？

✦✧ 動脈表在化のデメリット

 春口先生 確かに不思議ですよね。それには、動脈表在化法のデメリットが関係しているのです。先ほど、早川さんは、**「動脈表在化ではシャントと違って動脈を穿刺する」** と言っていましたね。**そのことが第1のデメリット**です。静脈の穿刺と、動脈の穿刺の違いは何でしょうか？

 看護師 すでに浅い位置にあるので、穿刺のしやすさはそれほど変わりませんよね。ただ、動脈のほうが圧力が強いので、止血するのが大変そうです。

 春口先生 よいポイントに気がつきました。一般的に動脈のほうが止血に時間がかかりますね。ほかに何かありますか？ 血管に狭窄ができたり、閉塞したりした場合の違いは何でしょうか？

 看護師 動脈が細くなると……、そうか！ シャントの静脈が細くなっても透析に支障が出るだけですが、動脈に狭窄ができると末梢循環が悪くなります。閉塞したら大変なことになりませんか？ 手指が壊死するのでしょうか？

 春口先生 最悪の場合、その可能性もありますが、大抵は側副動脈があるので壊死するまでには至りません（図2）。**しかし、冷感が出現したり手指に痛みが生じたりすることもあります。それが第2のデメリットです。**こう考えると、

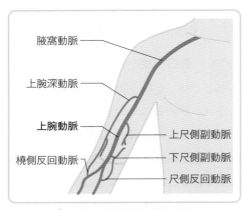

◆ 図２　上腕動脈の側副動脈
上腕動脈が閉塞しても、各側副動脈によって血流
は維持される。

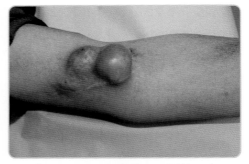

◆ 図３　上腕動脈表在化の穿刺部の瘤

やはり静脈の狭窄とは違いますね。ですか
ら、ときどきはエコーで観察して、狭窄や
血栓がないことを確認しておく必要があり
ます。ところで、動脈を表在化したときの
返血はどこになりますか？

　看護師　皮下の静脈ですね。すで
にシャントが閉塞している人が多
いので、穿刺にはいつも苦労します。

　春口先生　そうです。**このときの
静脈はシャント静脈ではないので
血液の流れが少なく、血管も細いため、駆
血しても血管が十分に張りません。それが
第３のデメリットです**。動脈を表在化し、
さらに内シャントを作製した場合、表在化
動脈で脱血して、シャント静脈に返血する
といったパターンもあります。また、どう
しても返血する静脈がない場合は、１本だ
け中心静脈カテーテルを挿入して返血に使
用することも可能です。

　看護師　返血する血管にもさまざ
まなパターンがあるのですね。そ
ういえば、脱血する動脈も穿刺部位範囲が
少なくなる傾向にあり、担当医が苦労して
穿刺しているところを目にすることがあり
ます。

　春口先生　そうですね。**穿刺する
範囲が狭いと穿刺部に瘤を形成し
やすくなります**（図３）。**これが第４のデ
メリットです**。

　看護師　そう考えると、デメリッ
トが多い気がしますね。

　春口先生　それから、内シャント
は30年以上使えることがありま
すが、上腕動脈表在化はうまく使用しても
10年程度しか使えません。高齢患者さんに
は一つの選択肢になりますが、まだ若い透
析患者さんにはなるべく自己血管内シャン
ト（AVF）を作製するのがよいのです。

　看護師　とても勉強になりまし
た。内シャントも動脈表在化も、
それぞれの長所と短所をよく知ったうえで

作製し、その特徴をよく理解してから使用
することが大切なのですね。

じつは心臓からも脱血できる⁉

　体内から毎分200mLの血液を脱血するのは、シャント化された静脈か動脈のいずれかになります。ただ、もう一つ脱血できる部位があります。それは心臓です。といっても、心臓に直接穿刺したりカテーテルを入れたりすることは非現実的です。そこで、心臓の近くまでカテーテルを誘導して、太い静脈から脱血する方法が考案されました。これが、透析用の中心静脈カテーテルです。

　カテーテルを心臓の近くまで入れる方法は、高カロリー輸液では以前から行われていました。これは、高濃度のブドウ糖液を体内に留置するために考え出された方法です。そのようなカテーテルを使って、血液を引き出そうという試みです。下大静脈や、場合によっては、大腿静脈でも200mL程度の脱血は可能です。**すなわち、脱血可能なのは、動脈、シャント化された静脈（人工血管も含む）、太い静脈のいずれかになります。そして、返血できるのは通常、静脈です。**もちろんシャント化された静脈や人工血管に返血することも可能です。表在化動脈に返血することも理論的にはできますが、動脈は圧が高いため静脈圧が上昇しやすく、多くの血液を返すのがむずかしいため、通常は使用しません。脱血と返血のパターンを図にまとめました。これらのいずれかの方法で、血液透析を行っています。

　既存のバスキュラーアクセス（VA）はこれらの組み合わせで成り立っています。将来、植え込み型の人工腎臓が開発され、24時間血液浄化が行えるようになれば、毎分50mL程度の脱血でも十分となり、VAは必要なくなるかもしれません。しかし、週3回の4〜5時間透析では最低でも1分間に200mLの脱血が必要です。

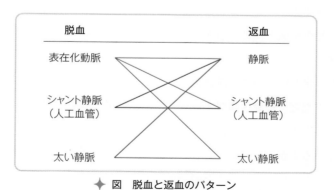

◆図　脱血と返血のパターン

Q3 シャントはなぜ手関節近くで つくるの？

✦ 手関節近くでシャントをつくる理由

 看護師（早川さん） 多くの患者さんが、自己血管内シャント（AVF）で透析をしていることは理解したのですが、どうして手関節の近くでシャントをつくるのですか？ 肘で作製した人はシャントの血流も多くて、血管も太く、穿刺しやすい印象があります。

 春口先生 そうですね。ただ、手関節近くでシャントをつくるのには、いくつかの理由があるのです。**1つ目は、そこでシャントを作製することが比較的簡単で、合併症が少ないからです**。手関節でつくるシャントはどの動脈と静脈を使用するか知っていますか？

 看護師 橈骨動脈と橈骨皮静脈だと思います。

 春口先生 惜しい。橈骨動脈は正しいです。ただ、橈骨皮静脈という静脈はありません。正しくは、橈側皮静脈です。間違えている人が多いので、しっかり覚えておいてください。せっかくなので、前腕の血管解剖をおさらいしてみまし

ょう。まず、動脈からです。上腕部には上腕動脈が走行しています。ほかにも細い動脈はありますが、上腕動脈が圧倒的に太いため、まずはこれだけを覚えておけば十分です。肘のすこし末梢で、上腕動脈は橈骨動脈と尺骨動脈に分かれます。そして、掌に弓状に走行する手掌動脈弓があり、2つの動脈をつないでいます（図1、2）。

 看護師 へー！ 意外と単純なのですね。

 春口先生 2つの動脈がつながっているのは、もし1本の血管が損傷したり閉塞したりしても、手指の血流を保つためです。人体には、このような仕組

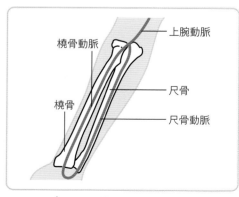

✦ 図1 橈骨動脈と尺骨動脈

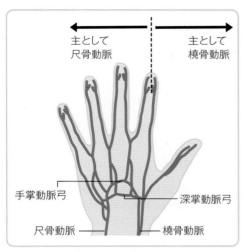

図2　手掌動脈弓

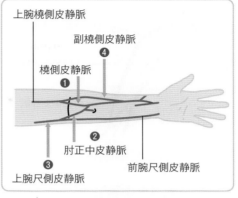

図3　前腕内シャントと静脈走行

みがたくさん備わっています。

 看護師　静脈はもっとずっと複雑な気がします。

 春口先生　そうですね。静脈は動脈と比べると個人差があります。今回は、重要な静脈だけを覚えてください。前腕でシャントを作製したときの典型的な静脈走行を図3に示します。もっとも大切なのは、前腕の親指側を走行する橈側皮静脈です（図3-❶）。親指を上にしたときに太く見える静脈です。点滴でもよくこの静脈を穿刺しますね。橈側皮静脈は肘のやや末梢で2つに分かれます。橈側は、そのまま橈側皮静脈とよんでいます。上腕の場合は、上腕橈側皮静脈と言います。この静脈も返血によく使用します。尺側は、肘正中皮静脈（図3-❷）とよんでいます。この静脈は比較的太く、返血などでよく使用

しますね。ここまでは大丈夫ですか？

 看護師　はい、何とか大丈夫です。

 春口先生　また、前腕の尺側には前腕尺側皮静脈が走行しています。これは上腕まで続いています。橈側皮静脈と違って、上腕部は深い位置を走行しているので、穿刺に使用することはほとんどありません。先ほどの肘正中皮静脈は肘関節のすこし中枢で上腕尺側皮静脈（図3-❸）に合流します。

 看護師　静脈も意外と単純なのですね。ですが、患者さんによって走行は違いますね。

 春口先生　そうですね。いま話した静脈以外にもさまざまな側副静脈があるため、とても複雑な走行をしている場合もあります。ただ、まずはもっとも大切な静脈を覚えてください。橈骨動脈と橈側皮静脈を吻合すると、図3のようなシ

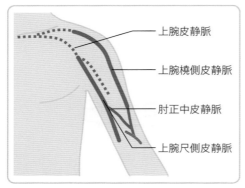

✦ 図4　肘窩内シャント

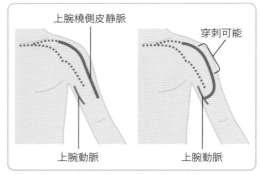

✦ 図5　上腕内シャント

上腕動脈と上腕橈側皮静脈の距離が近いため、シャントを作製するには、橈側皮静脈を多く剥離しなければならない。そうすると、ほとんど穿刺する部位がなくなってしまう。

ャントになります。さて、この場合、穿刺できる血管はどのあたりでしょうか？

　　看護師　前腕の橈側皮静脈と肘正中皮静脈、上腕橈側皮静脈だと思います。

　　春口先生　そのとおりです。穿刺できる範囲が広いですね。また、図3-❹のように副橈側皮静脈があれば、そこに穿刺することも可能です。**このように、前腕にシャントを作製すると広い範囲で穿刺できるのです。これが、手関節近くでシャントをつくる2つ目の理由です**。肘部でAVFを作製した場合に穿刺できる静脈はどこでしょうか？

　　看護師　肘の2ヵ所と上腕部ですね。

　　春口先生　そうです。図4のように、肘正中皮静脈と上腕橈側皮静脈にしか穿刺できません。上腕尺側皮静脈は太いですが、深い位置を走行しているので、通常穿刺することはできません。上腕

橈側皮静脈が閉塞すると、肘正中皮静脈にしか穿刺できなくなるため、返血に苦労します。

　　看護師　前腕でシャントを作製して、穿刺範囲が広いと、血管へのダメージも少なくなりますね。

　　春口先生　そうですね。**そして手関節近くでシャントをつくる3つ目の理由は、次にシャントを作製する余地があるということです**。最初から肘にシャントを作製した場合、次にAVFを作製するのがとても困難になります。

　　看護師　上腕では作製できないのですか？

　　春口先生　動脈と上腕橈側皮静脈が遠いので、ふつうにAVFを作製しても、ほとんど穿刺する部位がありません（図5）。手関節近くで作製すれば、もし吻合部近傍の狭窄のために閉塞しても、

そのすこし中枢で再度シャントを作製することができます。そのようにして、時間稼ぎができるのです。静脈には限りがあるので、できるだけ末梢からつくっていくのがよいですね。ところで、手関節よりも末梢で作製するシャントがあるのですが、知っていますか？

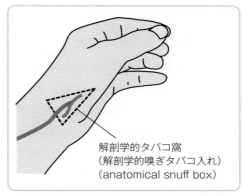

図6　タバチエールシャント

✦✦ 手関節よりも末梢でつくるシャント

 看護師　タバチエールシャントですよね（図6）。親指のつけ根のところに吻合されている患者さんが何人かいます。

 春口先生　そうですね。ここがいちばん末梢になります。吻合部近傍の狭窄が出現しても、次に手関節部にシャントを作製することができるので、より血管を温存できます。ただ、タバチエールシャントは細い動・静脈で作製するため、発育に時間がかかることがあります。また、高齢患者さんや糖尿病患者さんは血管が細いため、ここで作製するのが困難な場合が多いです。したがって、すべての患者さんでタバチエールシャントを作製することはできないのです。しかし、若くして長

期透析を予想される患者さんでは、最初にタバチエールシャントを作製するのもよいと思います。

 看護師　なるほど。末梢から作製するのには、それなりに理由があるのですね。

 春口先生　そうなのです。**手関節近くでシャントをつくる最後の理由は、シャント血流量が多くなりすぎないということです**。肘関節で作製する場合、上腕動脈に吻合することが多くなるので、最初からかなり血流量が多いシャントになりやすいです。血流量が多いと、過剰血流による心負荷だけでなくスチール症候群の原因にもなるので、前腕でシャントを作製できる患者さんは、前腕で作製します。

シャント作製部位は患者ごとに決める!?

　シャントは、前腕の末梢で作製するのが望ましいです。その理由を表に示します。特殊なAVF の説明はしませんでしたが、そのほかにも作製できる方法があります。まず、尺側前腕内シャントです。これは橈側皮静脈が細く、尺側皮静脈が太い患者に作製することがあります。前腕末梢で尺骨動脈と尺側皮静脈を吻合します（図1）。

　また、じつは上腕でシャントを作製する方法もあります。これは、尺側皮静脈転位内シャント（TBBAVF）というものです。上腕部では、上腕静脈と上腕尺側皮静脈を吻合するシャントを作製することができます。ただ、上腕尺側皮静脈は非常に深い位置を走行しているため、シャントを作製しても穿刺することができません。そこで、図2のように尺側皮静脈を長い範囲で遊離し、穿刺できるよう皮下トンネルを作製して、肘のやや中枢の上腕動脈と吻合するのです。手術に侵襲が伴うため、どこの施設でも行っているわけではありませんが、一つの方法として覚えておいてください。

　なるべく末梢からシャントを作製するのが望ましいことは理解していただけたと思います。しかし、現在は超高齢社会となっており、動脈硬化が進行したり前腕の静脈が細い患者が増加したりしています。また、透析を導入した後の余命も短いと予想されます。**今後は患者ごとにシャントの作製方法をカスタマイズすることも必要**です。前腕の細い静脈で作製して、頻回に経皮的血管形成術（PTA）をするよりも、肘で作製して安定した透析を5年受けるほうが、生活の質（QOL）が高くなる場合があります。一つの考えに捉われず、よりよい方法を模索していくことが大切です。

◆　表　シャントを前腕の末梢で作製する理由

1. 作製が比較的容易である。
2. 穿刺部位が多くとれる。
3. 閉塞した場合にすぐ中枢でシャントを作製することができ、静脈を温存できる。
4. 過剰血流になりにくい。

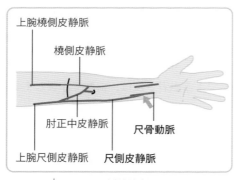

◆　図1　尺側前腕内シャント

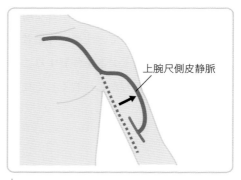

◆　図2　尺側皮静脈転位内シャント（上腕 AVF）

人工血管はどうして
いろいろな種類があるの？

✦ 人工血管の種類

看護師（早川さん）　先生、患者の橋本さんは人工血管を移植していますよね。いまさらなのですが、どうして人工血管になったのですか？

春口先生　橋本さんの腕をよく見たことがありますか？

看護師　人工血管がループ状に移植されています。それ以外に何かありますか？

春口先生　よく見ると、3回内シャントを作製した傷跡があります。また、人工血管とは異なったところに穿刺痕があるのがわかります。

看護師　本当ですね。いままで気がつきませんでした。何度かシャントが閉塞して、もうシャントを作製できるところがなくなってしまったから人工血管を移植することになったのですね。なるべく人工血管にしないようにすると聞いたのですが、自己血管内シャント（AVF）よりもむしろ穿刺しやすく止血も早いので、私は人工血管のほうが好きで

す。最初から人工血管にしてもよいと思いますが、どうしてそうならないのでしょうか？

春口先生　確かにそう思いますね。その疑問に答える前に、人工血管の種類について説明します。

看護師　人工血管にはいくつかの種類があるとは聞いているのですが、具体的な違いがわからないので、ぜひ教えてください。

春口先生　まず、**現在透析用の人工血管として使われているものは、素材として延伸ポリテトラフルオロエチレン（ePTFE）とポリウレタン（PU）の2種類があります**。むずかしいと感じるかもしれませんが、ポリテトラフルオロエチレン（PTFE）は要するにテフロンです。

看護師　フライパンの加工に使うあのテフロンですか？　人工血管とは似ても似つかないです。

春口先生　そうですよね。テフロンそのものは、ただの塊です。ただ、研究者たちはもうすこししなやかで軽いものはできないかといろいろと試してい

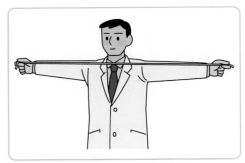

✦ 図1 PTFEを棒状にして熱を加え、勢いよく
ひっぱると、同じ厚みのまま10倍に伸
びる

ました。そして、ある研究者が塊のPTFE
を棒状にして熱を加え、勢いよくひっぱり
ました（図1）。すると中に細かい気泡が発
生して、同じ厚みのまま10倍に伸びること
を発見したのです。それで、expanded（延
伸した）という言葉が加えられたのです。

看護師　これがいまのePTFE人
工血管になるのですね。ひっぱっ
て細かい穴ができると血液が漏れそうです
が、そうはならなかったのですか？

春口先生　はい。早川さんはゴア
テックス®でできた衣類や靴をも
っていますか？

看護師　レインコートをもってい
ます。防水性が高いのですよね。
雨をよくはじきます。

春口先生　ゴアテックス®は
ePTFEなのです。人工血管も同
じ原理です。中にたくさん気泡があるの
で、水を通しません。水を通さなければ、
血液も通しません。しなやかで水を通さな

いという理想的な人工血管なのです。

看護師　この人工血管はいつごろ
から使用されているのですか？

春口先生　1969年にこの人工血
管が発明され、その後、下肢の動
脈バイパスで使用されていました。1970年
代から透析用の人工血管として使用される
ようになりました。現在でも透析用人工血
管の主流として使用されています。そし
て、もう一つはPU製の人工血管です。PU
は別名ウレタンゴムともよばれるプラスチ
ック素材ですが、ゴムのように軟らかく、
弾性があります。体内に長く留置するチュ
ーブ類にはこのPUがよく使われていま
す。長期留置カテーテルのほとんどがPU
製です。

✦ ePTFEとPUの違い

看護師　2種類の人工血管にはど
のような違いがあるのですか。

春口先生　じつはそれほど違いが
ないのです。ただ、現在使われて
いるPU製の人工血管は3層構造になって
います。ですからePTFE人工血管と比べ
るとすこし厚いのです。

看護師　なぜ3層構造になってい
るのですか？

春口先生　それは、止血性を高め
るためです。3層構造のPU製の
人工血管（ソラテック®）は、中層にエラ

ストマーとよばれるゴムのような素材が入っているため、人工血管自身で穴を塞ぐ能力をもっています（図2）。針穴はほとんど見えません（図3-b）。ですから、周囲の組織と癒着する前（手術してから24時間後）から穿刺することができるのです。

看護師　なるほど。だから、2週間以内は穿刺しないようになっているのですね。

春口先生　しかし、ePTFE人工血管に針を穿刺した後は、穴が開きます（図3-a）。これは自然には止まらないので、周囲の組織で止血することになります。人工血管を移植して2週間以内は周囲の組織と癒着していないため、透析針で穿刺すると抜針時に皮下に大量出血を来

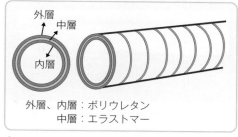

✦ 図2　ポリウレタン製人工血管（ソラテック®）

す可能性が高いのです。でも、最近はePTFEも3層構造の人工血管が開発されてきました。

看護師　翌日から穿刺できれば、穿刺できるまでのあいだにカテーテルを入れる必要がないので、とてもよいですね。なぜすべての人工血管が3層構造になっていないのですか？

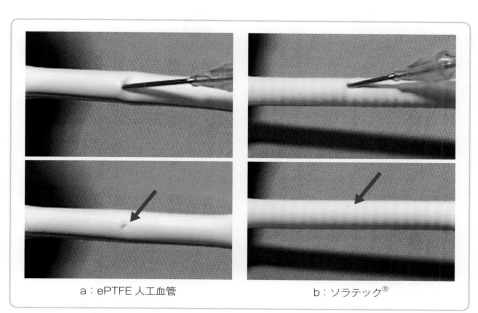

a：ePTFE人工血管　　　　b：ソラテック®

✦ 図3　ePTFE人工血管とソラテック®の穿刺後の針孔の違い

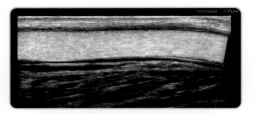

✦ 図4　ePTFE 人工血管のエコー像

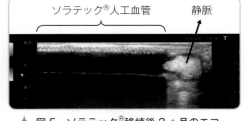

✦ 図5　ソラテック®移植後3ヵ月のエコー
ソラテック®内腔は描出されていない。

 　春口先生　確かにそう思いますよ
ね。人工血管を移植しても、たと
えば上腕動脈表在化があったり、もともと
カテーテルで管理していたりする患者はす
ぐに人工血管へ穿刺しなくてよいので、1
層のePTFE人工血管でもよいのです。ま
た、狭窄部を人工血管で置換する手術もあ
るのですが、その場合はほかの部位に穿刺
するので、早期に穿刺する必要がありませ
ん。手術する側からすると、1層の人工血
管のほうが手術がしやすいので、早期に穿
刺する必要がない場合は3層構造の人工血
管を使う必要がないのです。

 　看護師　ほかに、この2つの人工
血管に違いはありますか？

 　春口先生　そうですね。ePTFE
人工血管は、エコーで内腔を観察
することができます（図4）。ただ、ソラテ
ック®は術後数ヵ月は内腔を観察すること
ができません（図5）。ですから、そのあい
だに狭窄があるかどうかを調べるには、血
管造影が必要です。

 　看護師　とてもよくわかりまし
た。人工血管の性質をよく知って
使うことが大切なのですね。

人工血管の種類と特徴

透析で現在使用されている人工血管の種類と特徴を表にまとめました。ePTFE人工血管は数種類ありますが、基本的にはそれほど大きな違いはありません。現在は販売されていませんが、数年前までは、PEP（polyolefin-elastomer-polyester）というグラフト（グラシル®）があり、現在でもそれを使用している患者もいます。

◆ 表　人工血管の種類と特徴

	ePTFE	ソラテック®	PEP
長期開存性	◎	○	不明
早期穿刺	△	◎	◎
術後浮腫	△	○	◎
抜針後の止血性	△	◎	○
手術の容易さ	◎	△	○
血清腫	△	◎	◎
超音波検査による管理	◎	△	○

人工血管は図1、2のような形で移植されることが多いです。もっとも多いのが、前腕ループ型です。血管の解剖学的な位置関係から、左前腕では時計回り、右前腕では反時計回りの血流になるように移植されていることが多いですが、かならずしもそうでない場合もあります。

人工血管の血流の方向を間違って覚えると、何の疑問もなく逆に穿刺することになります。1回は手術記録で人工血管の走行を確認してください。手術記録がない場合は、人工血管の頂部を指で圧迫したときに、拍動があるほうが動脈側だと覚えておくとよいです（図3）。前腕にストレートで移植されている場合は、穿刺部が集中しやすいため、毎回すこしずつ穿刺部をずらしてください。人工血管の抜針後は、かならずスリルがある状態で圧迫するようにしてください。AVFと異なり1本道のため、圧迫によって血流がうっ滞しやすいのです。強く圧迫すると、シャントが閉塞する危険性があります。

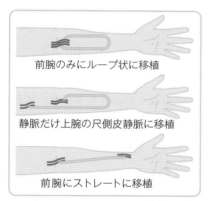

前腕のみにループ状に移植

静脈だけ上腕の尺側皮静脈に移植

前腕にストレートに移植

◆ 図1　前腕の人工血管移植法

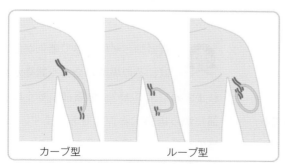

カーブ型　　　ループ型

◆ 図2　上腕の人工血管移植法

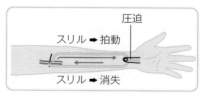

圧迫

スリル ➡ 拍動

スリル ➡ 消失

◆ 図3　人工血管の流れる方向の確認

Q5 どうしてすべての透析患者に人工血管を移植しないの？

✦ 人工血管内シャントは感染しやすい

春口先生 すべての患者さんに人工血管を移植しないのには理由があります。人工血管はもともと人体にないものなので、さまざまな問題があるのです。

看護師（早川さん） たとえば、どのような問題でしょうか？

春口先生 **最大の問題は、感染です**。人工血管を移植しても、穿刺しなければほとんど感染することはありません。しかし穿刺部は、シャント静脈と比べると感染しやすいです。

看護師 それはどうしてなのですか？

春口先生 人工物はいったん感染すると、細菌を排除しにくいからです。感染を治療するためには、感染部に白血球が到達する必要がありますが、人工血管の壁には動脈や静脈の血管壁と違って血流がないため、細菌と戦う戦力が乏しくなるのです。また、抗菌薬も感染部に届きにくくなります。

看護師 でも移植しているので、感染の機会は少ないですよね。

春口先生 そうです。下肢に移植した人工血管はほとんど感染することがありません。ですが、透析用の人工血管は多くが穿刺するために移植されています。皮膚には常在菌がいるので、いくら入念に消毒しても、感染のリスクをゼロにすることはできないのです。とくに、穿刺困難で何度もカニューラを出し入れすると、そのリスクは高くなります。また、血腫を形成すると、それが細菌の栄養となるため、感染が拡がりやすくなります。人工血管に穿刺するときは、いつも以上に慎重に消毒する必要がありますね。ところで、感染したらどのような症状が起こるでしょうか？

看護師 局所のみで感染が治まれば、その場所の発赤や膨隆が見られますね（図1 ➡）。感染部（多くは穿刺部）から排膿することもあります。ただ、感染が拡がると細菌が全身に巡り、菌血症となります。そうなると、38℃以上の発熱がみられます。その場合、どのような治療

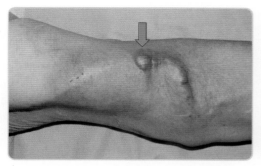

✦ 図1　局所のみの感染では発赤や膨隆が見られる

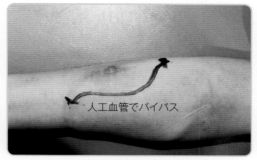

人工血管でバイパス

✦ 図2　部分的に抜去して新しい人工血管でバイパスする

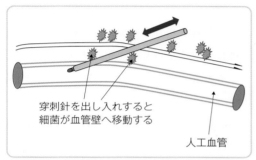

穿刺針を出し入れすると
細菌が血管壁へ移動する

人工血管

✦ 図3　1回で血管内に針が入らない場合はほかの
　　　場所に穿刺する

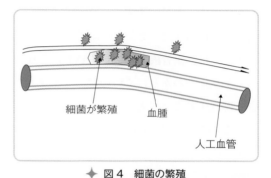

細菌が繁殖　　血腫

人工血管

✦ 図4　細菌の繁殖
血腫は細菌の栄養となるため、感染が拡がりやすくなる。

法になるのでしょうか？

春口先生　**いったん人工血管に感染すると、抗菌薬では治癒しないことが多いです**。感染が局所におさまり、発熱がない場合は、部分的に抜去して新しい人工血管でバイパスします（図2）。しかし、感染が広範囲に及んでいたり菌血症になっていたりする場合は、人工血管を全部抜去して、しばらくは留置カテーテルでの透析が必要となります。

看護師　感染すると、本当に大変なのですね。

春口先生　とくに菌血症となると、最悪の場合は死亡する可能性があるので、感染をさせないこと、そして感染を疑ったら、すぐに医師に知らせることが重要です。1回で血管内に針が入らなかったら、何度も出し入れせず、ほかの場所に穿刺しましょう（図3）。血腫を形成しないように、止血にも十分配慮することが大切です（図4）。

静脈吻合部の狭窄が起こる

 春口先生　**人工血管のもう一つの大きな問題は、静脈吻合部の狭窄がよく起こるということです。**静脈吻合部に狭窄を生じると、どのようなことが起こりますか？

 看護師　まず、シャントの流れが悪くなるので、シャント音やスリルが低下すると思います。

 春口先生　そうですね。人工血管は自己血管内シャント（AVF）と比べてスリルがわかりにくいので、シャント音で確認することが大切です。狭窄部に聴診器をあてるとどのような音になりますか？

 看護師　「ヒューヒュー」という高い音になります。

 春口先生　これを高調音と言います。狭いところを強い流れが通るときに生じる音です。口笛と同じです。口笛で高い音を出すときは、舌をすこし上げて、空気の通り道を狭くしますね。ただ、シャントの狭窄ではかならずしも狭窄音は聴取されません。狭窄が軽度のときは、静脈に適度な乱流が生じて、むしろ良好な連続音が聴取されます。ところで、動脈吻合部はどのような音になるでしょうか？

 看護師　確か、音が弱くなるような気がします。

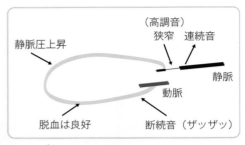

◆ 図5　流出路静脈狭窄時の症状

 春口先生　そうですね。流れが遅くなるので、音は小さくなります。それからもう一つ、拡張期の血流が極端に少なくなると「ザッ、ザッ」といったやや断続的な音が聞かれることもあります。

 看護師　動脈吻合部近くと静脈吻合部近くでは、まったく音が違うのですね（図5）。

 春口先生　そのとおりです。人工血管の静脈吻合部に狭窄を生じると、ほかにどんなことが起こると思いますか？　透析のときを考えてみてください。

 看護師　脱血不良にはならないですよね？　むしろ、静脈圧が上昇するのではないでしょうか？

 春口先生　お見事、そうなのです。これは後ほどシャント管理のところ（46ページ）でくわしく話しますが、**返血側の中枢に狭窄があるので、静脈圧上昇が起こります**。

 看護師　それでは、人工血管のふだんの管理では、シャント音と静

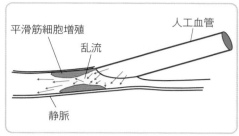

 図6　静脈中膜の平滑筋細胞が内膜に移動して
増殖する

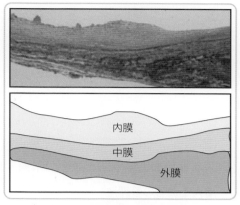

 図7　内膜肥厚して内腔が狭くなる

脈圧に気をつけていれば、静脈吻合部の狭窄を早期に発見できるのですね。では、そもそもなぜ静脈の吻合部に狭窄が生じやすいのでしょうか？

 春口先生　よい質問です。人工血管を通る血流量は比較的多く、1分間に800〜1,000mL程度になります。人工血管を通る血流が直接静脈の壁にあたります。そうすると、血管壁を守る必要が生じますね。そのため静脈中膜の平滑筋細胞が内膜に移動して、そこで増殖するのです（図6）。そうして内膜肥厚して（図7）内腔が狭くなってしまうのです。

看護師　そうなると、これは防ぎようがないですね。

 春口先生　吻合部の角度を変えたり、すこし細い人工血管にして勢いのある血流を低下させたりする方法が試みられていますが、なかなか効果がありません。ですから、人工血管の静脈吻合部にはある程度の狭窄が出現することを見越して、先ほどのような管理を徹底することが大切です。そうすることで、突然閉塞するのをかなり避けられます。

看護師　具体的にはどのような管理法ですか？

 春口先生　それに関しては、34ページでくわしく紹介しますね。

人工血管の感染予防と狭窄の早期発見のポイント

●人工血管の管理法

　感染を予防するためには、表のような管理が必要です。静脈吻合部に狭窄が生じても、脱血不良にはなりません。人工血管では脱血不良になることがほとんどありません。管理で大切なのは、静脈吻合部の狭窄をいち早く見つけることです。発見が遅れると、シャントは突然閉塞します。

●狭窄を早期に発見するには

　人工血管の静脈吻合部の狭窄を早期に発見するには、①シャント音の確認、②静脈圧の変化、③シャント血流量低下の3点を押さえておくとよいでしょう。①シャント音は、人工血管のさまざまな位置で確認してください。静脈吻合部に狭窄が生じるとシャント血流が低下します。人工血管内はシャント音が低下し「ザッ、ザッ」というような断続音を聴取することが多いです。とくに動脈吻合部近傍は音が鋭敏に変化するため、この部位で聴診するとよいでしょう。狭窄部とそのやや中枢は、乱流が強いため、良好なシャント音を聴取します。②透析中に測定する静脈圧の変化に注目しておくことが重要です。静脈圧はエアートラップチャンバの位置や患者の体位によっても異なりますが、血流量（Qb）200mL/min、17Gで穿刺した際に静脈圧が200mmHg以上の場合は、2.0mm以下の狭窄となっていると考えてよいでしょう。③シャント血流量が500mL/min以下の場合は、狭窄径が2.0mm以下となっていることが多く、1、2ヵ月以内の経皮的血管形成術（PTA）が望ましい状態です。

✦ **表　感染予防のための管理方法**

1. 皮膚の入念な消毒（以下のいずれかの消毒薬を使用する）
   ①0.5%を超える濃度のクロルヘキシジングルコン酸塩を含有するアルコール
   ②10%ポビドンヨード
   ③消毒用エタノール
   ④70%イソプロパノール
2. 何度も針を出し入れしない
3. 人工血管の周囲に血腫をつくらない

Q6 透析を行うにはカテーテルでもよいと思うけれど、何がいけないの？

✦✦ カテーテルは感染のリスクが高い

 看護師（早川さん） 長期留置用のカテーテルがありますね。当院でも3人の患者さんがこれで透析を受けています。穿刺しなくてよいので、痛くないし、患者さんも満足しているように思います。なぜ、透析用のカテーテルの患者さんは増えないのですか？ カテーテルは何かよくないところがあるのでしょうか？

 春口先生 もっともな疑問だと思います。カテーテルはなんといっても穿刺する必要がないのがメリットですよね。ただし、いくつかの欠点があるのです。第1は、人工血管と同じく、感染の問題です。カテーテルは人工血管よりもさらに感染のリスクが高いのです。なぜだかわかりますか？

 看護師 どちらも人工物であることには違いありませんね。人工血管は体外には出ていませんが、カテーテルは出ています。このことが関係しているような気がします。

 春口先生 よいところに気づきました。そのとおりです。カテーテルには出口が必要になります。そしてその出口は、体の外にあるので、細菌感染を避けることがむずかしいのです。皮膚には細菌感染を防御するバリアがあります。皮膚には常在菌がたくさんありますが、それらが皮下から体内に侵入しないのは、皮膚のバリアのおかげなのですよ。皮膚に穴が開くと、そこから体内に細菌が侵入します。そして侵入した先は、人工物がありますね。人工物は細菌を排除することがむずかしいのです。ですから、出口は細菌感染しやすい部位になります。ところで、長期留置カテーテルと短期留置カテーテルの違いは何でしょうか？

 看護師 長期留置カテーテルは皮下にトンネルをつくるのですよね。それが違いだと思います。

 春口先生 短期留置カテーテルは出口から血管までの距離がわずかしかありません。したがって、出口部に感染するとすぐに血管内に細菌が侵入して増殖してしまい（図1）、菌血症になりやすい

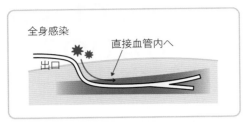

✦ 図1　出口から血管までの距離が短いため血管内に細菌が侵入しやすい

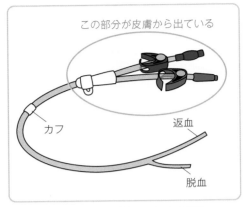

✦ 図2　カフ型カテーテルの構造

のです。とくに3週間以上にわたって留置しておくと、菌血症となるリスクがきわめて高くなるため、長期使用できません。

　看護師　短期留置カテーテルはやはり「短期」なのですね。

　春口先生　一方、**長期留置カテーテルはカフといって、細菌感染のバリアとなるフェルトが皮下トンネル内にあり**ます。そのため、カフ型カテーテルともよばれています。カフ型カテーテルは、たとえ、出口から細菌が侵入してもカフでブロックされて、血管内に到達しにくい構造となっています（図2）。そのため、非カフ型カテーテルと比べると、ずっと長期（数年にわたって）使用することができるようになったのです。現在、当院でカテーテルを使って透析を受けている患者さんは全員、カフ型カテーテルです。

　看護師　それでも、やはり感染のリスクはあるのですね……。

　春口先生　そうです。自己血管内シャント（AVF）はもちろんのこと、人工血管内シャント（AVG）と比べて

も感染のリスクはずっと高くなります。カフ型カテーテルの感染には3段階あります。まず「**出口部感染**」です。これは出口部から排膿を認める場合や、排膿がなくても出口部から2cm以内に発赤、腫脹、疼痛などがある場合です（**図3-a**）。それがすこし進むと、「**トンネル感染**」となります。これは、出口部からカフ部まで感染が進行した場合です（**図3-b**）。カフを超えて感染がカテーテルに沿って進むと、血管内に細菌が入ります（**図4-a**）。そうすると「**全身感染**」となってしまいます。「全身感染」は、カテーテル接続時に細菌がカテーテル内に直接入ることでも生じます（カテーテル内感染）（**図4-b**）。この段階に入ると、カテーテルを抜去せざるをえなくなります。

　看護師　とくに全身感染にならないように、カテーテルの管理はきちんとしなければなりませんね。

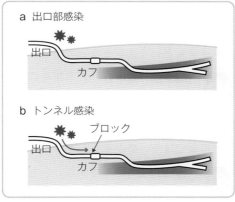

a 出口部感染

b トンネル感染

図3 出口部感染とトンネル感染

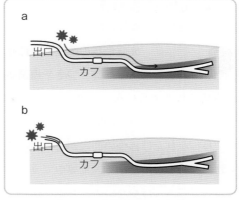

a

b

図4 全身感染の2経路

 春口先生 そうです。カテーテルは管理が大切なのです。

✦ カテーテルは十分な脱血ができない!?

 春口先生 さて、第2の欠点は、カテーテルに血栓がつきやすく、十分な脱血ができなくなることが多いということです。

 看護師 確かに、頻回に脱血不良となっている患者さんもいます。

 春口先生 カテーテルの穴に血栓がついたり、フィブリンが付着したりして、弁のような役割を担って、返血はできるけれど、脱血はできなくなることはよくみられます。じつは、血栓はカテーテルだけでなく、右心房に生じる場合があります。大きな血栓が右心房に生じて、それが肺動脈にまで達すると、肺塞栓となる可能性があり大変危険です。

 看護師 肺塞栓ですか!? それは確かに危険ですね……。

 春口先生 そして、カテーテルの構造や留置位置により、十分な脱血ができなかったり、再循環を呈する可能性があります。これが第3の欠点です。

 看護師 カテーテルの先にもいろいろなことが起こりうるのですね。

 春口先生 脱血不良は血栓だけでなく、カテーテルが血管壁にへばりつくことで生じることもあります。血管壁にへばりつくことを防止する形状のカテーテルも開発されています。また、返血した血液の一部が脱血側に再度入り込む、いわゆる再循環を呈することがあります。血栓がつきにくく、再循環もしにくい先端形状に関しては、さまざまな改良が行われてきており、最近のカテーテルはこの2つがかなり克服されてきています。

✦ 海外ではカテーテルでの透析が多い？

看護師 先端形状の改良で、血栓や血管壁へのへばりつきや再循環が予防されるようになってきたのですね。そうすると、いちばんの問題はやはり感染ですね。それだけ感染の問題が大きいのであれば、日本だけでなく、世界中でカテーテルの患者さんは少ないのでしょうか。

春口先生 いや、そうとも限らないのですよ。じつは日本ではカテーテルの患者さんは少ないですが、欧米ではもっと多く、すこし古いのですが、2013年のデータでは、米国では18％が、ベルギーやカナダでは40％以上の患者さんがカテーテルで透析を受けています。ただ、医学的にはAVFがカテーテルよりもよいことは、さまざまなガイドラインで示されています。

看護師 それでは、海外ではどうしてそんなにカテーテルで透析を受けている患者さんが多いのでしょうか？

春口先生 この違いは、単に医学的な理由だけでなく、その社会で血液透析をどのように位置づけるか、社会や人々が何を重要視して医療を提供しているか、受けるのかということに依存するのです。また、腎移植が進んでいる国では、長期透析をする必要がないため、透析に関する意識も違います。日本は腎移植患者が少なく、長期に透析を受けなければならないので、まずはAVF、次にAVG、最後にカテーテルという選択となっています。

看護師 確かに、4、5年後に腎移植が受けられるとわかっていれば、シャントを長持ちさせる必要は、それほど重要ではないのかもしれませんね。

春口先生 そうですね。一方、日本では、透析患者さんの高齢化が進んでいます。維持透析患者さん、また、透析導入する患者さんの平均年齢は70歳を超えています。85歳以上で血液透析導入となる患者さんもいまでは珍しいことではなくなりました。このような超高齢患者さんは、長期透析よりも、日々の透析ライフを優先するかもしれません。確かにカテーテルはすこし不便で、感染のリスクもあります。しかし、穿刺痛や血管痛のないぶん、カテーテルを選択する患者さんが増加する余地は高いと考えています。とくに、感染のリスクが著明に低下するような画期的なカテーテルや技術が開発されれば、今後日本でも広がっていくかもしれません。

看護師 よくわかりました。カテーテル管理のことも気になります。

春口先生 そうですね。カテーテルは管理が重要です。管理に関しては39ページで説明します。

mini解説

透析用カテーテルの留置方法と管理

　透析用カテーテルの歴史は内シャントよりも古く、**1961年にシャルドンが考案したのがはじまり**とされています。そのときは、大腿動脈から脱血用のカテーテル、大腿静脈から返血用のカテーテルが留置されていました。その後、脱血も返血も大腿静脈から行われるようになったのです。鼠経部からカテーテルを挿入すると感染のリスクが非常に高いため、鎖骨下静脈から留置する方法が開発されました。

　かつては、透析導入時に内シャントが使用できるまでのあいだ、鎖骨下静脈からカテーテルを挿入していました。鼠経部からのカテーテルに比べて感染のリスクが低く、管理もしやすかったので、多くの施設で取り入れられていました。しかし、**鎖骨下静脈から留置すると、カテーテルの刺激で、鎖骨下静脈が細くなってしまいます**。その後、同じ側からシャントを作製したときに、鎖骨下静脈の狭窄で静脈高血圧症が生じる事例が多くなったのです（図-a）。そこで、1990年ごろより**右内頸静脈からカテーテルを挿入することが推奨されるようになりました**。右内頸静脈から挿入すれば、鎖骨下静脈にカテーテルが通過しないため、鎖骨下静脈狭窄をひき起こすことはありません（図-b）。左ではなく、右内頸静脈を使用するのには理由があります。図-cのとおり、左内頸静脈からカテーテルを留置すると静脈内を長い距離でカテーテルが通過します。そうすると、左腕頭静脈（無名静脈とも言います）の狭窄を来して、鎖骨下静脈から挿入したときと同様、その後に内シャントを作製したときに静脈高血圧症になる可能性があります。また、左内頸静脈から挿入すると右心房に達するまでに角度があるため、挿入時に血管損傷を来す可能性があります。そのため、原則的に右内頸静脈から挿入します。

　どのようなアクセスにも利点と欠点がありますが、AVFとカテーテルは利点と欠点が裏返しになります。カテーテルはすこしずつ進歩しています。欠点を克服できるカテーテルが開発されれば、今後、カテーテルの割合がAVFを逆転する可能性もあります。

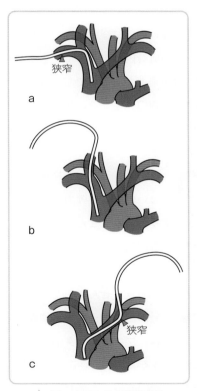

◆　図　カテーテル留置方法

a：鎖骨下静脈からのアプローチ
b：右内頸静脈からのアプローチ
c：左内頸静脈からのアプローチ

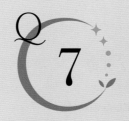

7 硬い血管はどのように なっているの？

✦ 血管の内圧が 高くなる場合

　看護師（早川さん）　先生、穿刺を する血管なのですが、とても軟ら かいものから硬いものまでさまざまです。 先日、硬い血管に穿刺したのですが、針が なかなか血管内腔に入っていきませんでし た。何か理由があるのでしょうか？

　春口先生　その患者さんの血管の 硬さは、たとえていうとどんな感 じですか？

　看護師　カチカチに硬いわけでは ないけれど、弾力があって、押し てもあまりへこみません。

　春口先生　すこし瘤のように膨ら んでいるけれど、消しゴムのよう な硬さではありませんでしたか？

　看護師　そうです。懐かしいです ね。プラスチック消しゴムのよう な硬さです。

　春口先生　大体わかりました。そ の患者さんがどのような血管なの かを話す前に、血管の硬さについてお話し しましょう。静脈はもともととても軟らか

いですね。シャントを作製して、流れが多 くなっても、それほど硬くなりません。血 管が硬くなるにはいくつかの理由がありま す。その一つは、**血管の圧力が高くなるた めです**。血管の圧力が高くなっている場 合、どのようなことが考えられますか？

　看護師　その先に狭窄があるので はないでしょうか？

　春口先生　そうですね。軟らかい ホースに水を流すとき、先を指で つまんで水の流れを少なくするとホースの 圧力が高くなって、ホースが硬くなります ね。それと一緒です。ただ、そのときに蛇 口を閉めて水をすこししか流さなければ、 どうなりますか？

　看護師　それほど圧力は高くなり ません。

　春口先生　そうです。血管も同じ です。中枢側に狭窄があると、血 管は硬くなりますが、吻合部近傍の血管を 押さえて血流を低下させれば、また軟らか くなります。ですから、**血管の硬さは、入 ってくる血流量と狭窄の程度で決まるので す**（図1）。

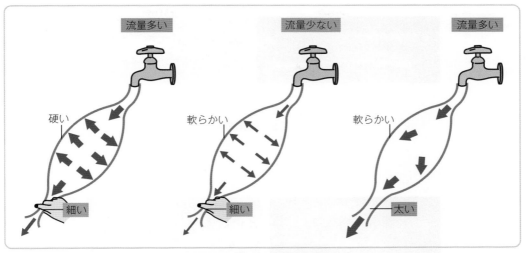

流量多い　　　流量少ない　　　流量多い

硬い　細い　　軟らかい　細い　　軟らかい　太い

✦ 図1　血流量と狭窄による影響

看護師　血管の圧力が高く、硬くなっている場合は、なかなか止血できない印象があります。

春口先生　確かにそうです。止血時間が長くなったことで、狭窄に気づく場合もあります。

看護師　そのような患者さんは、そのままにしてもよいのですか？

春口先生　状況によります。狭窄がとても強いために硬くなっている血管は、血液がよどんでいるため、放置すると閉塞する可能性があります。狭窄部の経皮的血管形成術（PTA）が必要になることが多いです。一方、狭窄は高度ではないけれど、流入する血流が多い場合は、閉塞の危険はほとんどありません。このような患者さんでPTAを行うとどうなると思いますか？

看護師　さらに流れが多くなりますね。血流が多くなって、心臓の負担が増える可能性があると思います。

春口先生　そのとおりです。ですから、シャントの血流量と狭窄の程度をチェックして、PTAを行うかどうかを決めます。PTAをしないほうがよいと判断した場合は、穿刺部を変更することもありますね。

✦ 血管壁が厚くなる場合：内膜肥厚

春口先生　これまでは、血管の内圧が高いために血管が硬くなった場合を考えてきました。それ以外に何か思いつくことはありますか？

看護師　血管壁が厚くなっても、硬くなりますね。

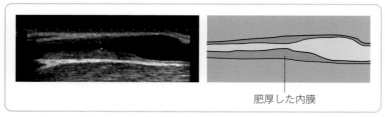

✦ 図2　内膜肥厚

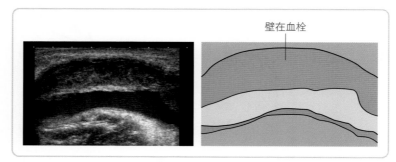

✦ 図3　壁在血栓

 春口先生　そのとおりです。血管が厚くなる場合は、2つのことが考えられます。一つは、血管壁そのものが厚くなる場合です。これは**内膜肥厚**とよばれています（図2）。壁が厚くなるので、血管内腔は細くなることが多いです。このような血管は慎重に触診すると、スリルを認めることがあります。

✦ 血管壁が厚くなる場合：壁在血栓

 春口先生　もう一つ考えられるのが、**壁在血栓**です。瘤になった部位に穿刺をくり返すと、そこに壁在血栓を形成することが多いです。これは先ほどの内膜肥厚と違い、おもに前壁だけに生じます。

 看護師　そうすると、私が経験した症例は壁在血栓だった気がします。すこし瘤になっていたし、いつも穿刺しているところですので。

 春口先生　そうですね。エコーで確かめてみましょう。血管の前壁にモザイク状のものがありますね。これが壁在血栓です（図3）。

 看護師　これを見ると、皮膚から血管内腔までの距離が長いです。針は血栓部を通過して血管内に入るのですね。

春口先生　そうです。皮膚から血管前壁を触ると、比較的浅く感じますが、実際はもっと針を深く入れなければならないのです（図4）。そのため、穿刺の途中で、「正しい位置に穿刺しているのか」と疑心暗鬼になりやすいです。

 看護師　ところで、この血栓は放置しておいてもよいのですか？

 春口先生　ケースバイケースとなります。治療に関しては44ページでくわしく話しますね。

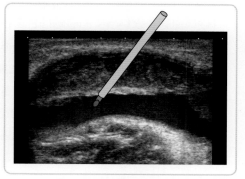

✦ 図4　穿刺時のイメージ
深くまで挿入しないと血管内に入らない。

✦✦ 血管壁が石灰化する場合

 春口先生　硬い血管には、ほかにどのようなものがありますか？

 看護師　やはり、血管壁が石灰化すると、相当硬くなります。

 春口先生　そうですね。血管壁が石灰化していると、とても硬く感

じます。この硬さは先ほどの壁在血栓とは異なり、弾力性がありません。文字どおり石を押している感触があるため、石灰化は比較的容易にわかると思います。

 看護師　血管が硬いといってもそれぞれ全然病態が違うのですね。触診の感覚を研ぎ澄ますことが大切だとわかりました。

「硬い血管」といっても感触はさまざま！ 治療もさまざま！

　硬い血管には、**表**で示すように4種類の病態があります。それぞれ、触診したときの状態が異なります。**中枢の狭窄で血管内圧が上昇しているものは、血管を押し込むことができます**（図-a）。狭窄が高度の場合はそのまま放置しておくと閉塞する危険性が高いため、過剰血流でなければ経皮的血管形成術（PTA）を施行して狭窄を解除しておく必要があります。

　内膜肥厚や壁在血栓はすこしだけ押し込むことができます（図-b）。内膜肥厚は、その部位に狭窄があれば、触診でスリルを触れることが多いです。押したときの感触は壁在血栓と似ていますが、壁在血栓は瘤化しているところに生じることが多いので、ある程度の鑑別はつきます。最終的にはエコーで確認します。狭窄が高度ならPTAが必要ですが、狭窄の程度が軽くて十分な血流量があれば、そのまま放置しておいてもよいです。ただし、多くの場合は穿刺部を変更する必要があります。

　壁在血栓は、血栓の量や中枢の狭窄の有無によって治療法が異なります。血栓が多い場合は、外科的な血栓除去が必要なことが多いです。中枢に有意狭窄がある場合は、PTAを施行します。PTAだけでは血栓は残りますが、血流が良好になるにつれてすこしずつ血栓は溶解するので、そのまま経過をみます。

　血管壁が石灰化したものは、上記3つとはあきらかに違う感触で、文字どおり石のような硬さになり、まったく押し込むことはできません（図-c）。シャント作製してから期間を経たものに多く、吻合部近傍によくみられます。血管壁そのものが薄い石灰化した壁で置き換わっているような場合は、十分な内腔があるためとくに治療は必要ありません。石灰化が血管内に飛び出てきたようなもの（鍾乳洞のようなもの）は、あきらかな狭窄があれば治療が必要となります。PTAが困難なことが多いため中枢でのシャント再建術を行います。

◆ 表　硬い血管の病態

①血管内圧上昇
②内膜肥厚
③壁在血栓
④血管壁石灰化

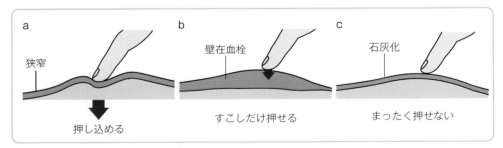

◆ 図　硬い血管の状態（触診時）

a：中枢の狭窄で血管内圧が上昇している場合。b：壁在血栓がある場合。c：血管壁が石灰化している場合。

第 2 章

シャント管理のギモン

Q8 シャント管理はなぜ必要なの？
そもそもシャント管理とは何？①

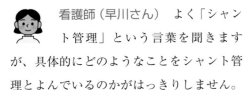

✦✦ シャントがあるべき姿
とは

看護師（早川さん） よく「シャント管理」という言葉を聞きますが、具体的にどのようなことをシャント管理とよんでいるのかがはっきりしません。

春口先生 そうですね。「管理」という言葉がとても広い意味をもっており、人によって、とらえている意味が違うからだと思います。早川さんは「管理」というと、どのような印象がありますか？

看護師 そうですね……。なんだか上から目線のような感じがしますね。

春口先生 管理社会などの語感から、規制、締めつけのようなすこし悪い意味に感じる人もいるかもしれませんね。狭い意味では、コントロールといった意味合いが強いです。ただ、本来の意味は「目的を達成するための活動」なのです。ここでは管理を「**あるべき姿**のために、**現状を把握**し、効果的な手法で**行動する**こと」としてみましょう。

看護師 なんだかむずかしいですね。でも「理想とするスタイルのために、体重を測定して、ダイエットと運動をする」といった感じで考えればよいのかしら？ 確かに、これも管理ですね。

春口先生 そう考えればむずかしくないと思いますね。それでは分解して、一つひとつ考えてみましょう。まず「あるべき姿のために」ということです。「**シャントがあるべき姿**」を考えてみましょう。いくつでもよいですよ。

看護師 まずは、安定した透析が受けられるような機能をもっていることと思います。急に閉塞すると困るので、そのようなことがないシャントがよいですね。それから、長く使えるものでなければならないですね。穿刺や止血が簡単であることも重要だと思います。

春口先生 そうですね。ほかには、感染などの合併症が少ないことや心臓になるべく負担がかからないことも重要ですね。表にまとめてみましょう。

✦ 表　バスキュラーアクセスに求められる条件

1. 安定した透析が受けられるような機能がある
2. 長期の使用に耐える
3. 穿刺や止血が容易
4. 合併症が少ない

✦ 現状を把握する

 春口先生　「**安定した透析が受けられるような機能をもっていること**」から考えてみましょう。そもそもシャントはそのためにつくられていますね。さて、安定した透析が受けられる機能とはなんでしょうか？

 看護師　十分な血流がとれて、十分な透析効率が得られることです。脱血不良や再循環が生じるようなシャントは問題がありますね。

 春口先生　これについては **10ページ**でくわしく解説していますので、説明は省きますが、そのあるべき姿のためにどのように「**現状を把握**」しますか？　まずは脱血不良で考えてみましょう。

 看護師　血液流量感知用ピローのふくらみで確認しています。

 春口先生　そうですね。それが通常の方法だと思います。ただ、最近はピローがない血液回路も多くみかけるようになりました。その場合は、血液回路が振動したり、静脈側エアートラップチャンバの流れが断続的になるなどで、脱血不

良を疑います。また、実際にどれくらいの血流が脱血されているかは、透析モニター（HD03）などで実血流量をモニタリングすることでわかりますね。そのうえで、どのような検査が有効だと思いますか？

 看護師　シャント血流が低下している可能性があるので、まずは狭窄を疑います。脱血不良があるので、脱血部より吻合部側の狭窄があるはずです。1本指で触診をして、狭窄部を見つけます。最終的にはエコーで確認するのがよいと思います。上腕動脈血流量を測定して、血流量が350mL/min以下で、触診した部位に狭窄があれば、この狭窄が脱血不良の原因と考えてよいと思います。

 春口先生　素晴らしいですね。さらに追加すれば、血流量が十分あるのに脱血不良がある場合は、血管分岐後に脱血していたり、針先に狭窄や分岐、隔壁などの変化があることを考えますね。

 看護師　再循環を見逃さないことも「現状の把握」に大切なのですね。再循環しやすいパターンを知っておく必要がありますね。

✦ 効果的な手法で行動する

 春口先生　よいところに気づきました。さて、これらのことから、透析効率が低下している可能性がわかりました。次の「**効果的な手法で行動すること**」

は、なんでしょうか？

 看護師　まずは、このことをドクターに知らせることが第一となります。

 春口先生　そうですね。自分のできる範囲で構いませんので、これらの所見や検査結果を知らせることができれば、ドクターが治療介入するかどうかを判断するのにとても役立ちます。そのときに、事実だけを伝えるのではなく、**その所見から自分はどう判断したのか**を伝えることができれば最高です。

 看護師　結果的に間違っていても構わないのですか？

 春口先生　もちろんです。もし間違っていたら、なぜ間違えたかを考えてみてください。何か思い違いをしていたり、所見の解釈が違ったりしていることがあります。そういうことを積み重ねることによって、だんだん精度が上がってきます。ですから、自分なりの考えをもつことがとても大切になります。

看護師　わかりました。いままでは所見だけを話していて、自分の考えまでは伝えていませんでした。エコーという武器をもったので、自信をもって伝えることができそうです。

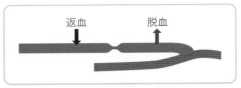

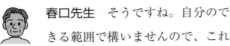

✦ 図1　脱血不良も静脈圧上昇も生じない穿刺

✦ 未来を予測する

 春口先生　さて次に閉塞の問題です。将来閉塞する可能性があるシャントを見極めるためにどのように「現状を把握」しますか？

 看護師　これは、むずかしいですね。閉塞は突然起こるので、予測することがとてもむずかしいです。ただ、以前も先生に教えていただいたと思います。確か、狭窄の吻合部寄りで穿刺している場合が突然閉塞するパターンだった気がします。

 春口先生　素晴らしいです。そう、脱血部と返血部のあいだに狭窄がある場合は、狭窄が進行しても脱血不良にならず、また、静脈圧上昇にもなりませんね（図1）。このような患者さんをしっかり把握しておくことが大切です。そのなかで、もしかしたら閉塞するかもしれない、というシャントはどのようなものだと思いますか？

 看護師　狭窄が強くなると閉塞しやすくなりますね。狭窄が高度になると、吻合部から狭窄までが拍動様にな

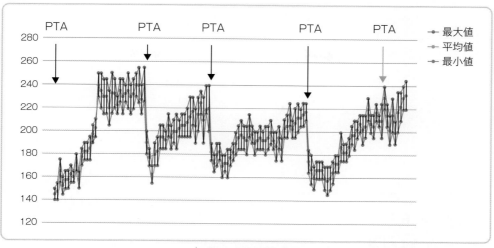

✦ 図2　静脈圧の変化

ります。また、止血時間が延長することが多いです。その反対に狭窄の中枢側は虚脱して、穿刺困難となると思います。

 春口先生　そのとおりですね。そのような場合は、やはりエコーで狭窄部を確認し、血流量を測定します。狭窄径が 1.5mm 以下で、血流量も 500mL/min 以下になっている場合は、早急に経皮的血管形成術（PTA）が必要となりますので、すぐにドクターに知らせてください。

また、返血部の中枢に狭窄がある場合は、静脈圧が上昇してきますので、静脈圧をモニターすることが大切です。できればグラフにして管理するとよいですね（図2）。こうすれば、PTA のタイミングを知ることができます。

 看護師　ピローや静脈圧を観察して、いつもシャントを触診して早期に再循環や閉塞の危険を察知することが大切なのですね。

ゆでガエル理論

　「シャントがすこし悪そうだけれど、いつドクターに知らせたらよいの？」という質問をよく聞きます。脱血不良や著明な静脈圧上昇などがあれば、知らせるタイミングがわかるのですが、そのような症状がない場合はむずかしいですね。

　たとえば、前腕中央部で狭窄がすこしずつ進行してきた患者の場合を考えてみましょう。狭窄の吻合部寄りで脱血していれば、狭窄が進行しても、問題なく透析ができます。しかし、そのナースはじつは知っているのです。「この狭窄が進行すれば、閉塞するかもしれない」と。

　でも、毎回のように同じ患者のシャントに接していると、その変化を感じとることがむずかしくなります。「前回とほとんど同じだし、今回はこのまま知らせなくてよいか？」という気持ちになると思います。とくに、患者ごとの担当制になっていると、その傾向は強まります。毎回そのシャントに接しているがゆえに、変化に気づかなくなるのです。毎日、鏡で自分の顔を見ても変化はありませんね。それでも３年前の写真と比べると違っているはずです。１ヵ月に１回しか穿刺していないナースであれば、「あれっ !? 前回よりもシャントが拍動様になっているじゃない。このままだと閉塞の危険があるかもしれない」と思い、ドクターに知らせることになります。

　「ゆでガエル理論」を知っていますか？ カエルを冷たい水に入れ徐々に温度を上げていくと、飛び出すタイミングを逸して熱湯でゆであがって死んでしまうというものです。まあ、実際はどこかで飛び出すので、そういうことはないのですが。

　患者の変化に気づいているけれども行動が起こせないことは、シャント以外でもあります。それでは、どのようなときに行動に移せるのでしょうか？ まず、周りのスタッフに聞いてみるのがよいと思います。とくにその患者に久しぶりに接する人がよいでしょう。比較的フラットな目で患者を見て、客観的な所見をとることができます。その所見といままでの経過を考えて、ドクターに知らせるようにしてください。

✦ 穿刺ミスをしたときは どうする？

 春口先生 では、**長く使えるシャント**をめざすために必要な管理法を考えてみましょう。

 看護師（早川さん） はい。やはり、早期に狭窄を発見して、適切な時期に経皮的血管形成術（PTA）を行うことがもっとも大切だと思います。

 春口先生 もちろん、それが大切です。それ以外にはどうでしょうか？

 看護師 うーん、やはり穿刺ですかね？ 穿刺を失敗しないことが大切だと思います。血腫を形成すると、場合によってはシャントが閉塞してしまいます。

 春口先生 そうですね。穿刺はとても大切です。穿刺ミスは、ある一定の確率で生じますが、その確率をまず減らすことが重要ですね。穿刺の技術を向上させなければなりません。ただ、触診で感じた血管と実際の血管には、ずれがあります。穿刺する部位はエコーで深さや壁の状態を確認しておくとよいでしょう。

 看護師 穿刺ミスをしてしまったら、どうすればよいでしょうか？

 春口先生 まず、血腫で血管が圧迫されないようにしなければなりません。血液のリークがあって、皮膚が膨隆してきたら、まずはリークを止めることです。圧迫だけで止まらなければ、吻合部近傍でシャントを圧迫して血流量を低下させるとよいでしょう。その後、マッサージをして血腫を広げるようにしてください

 看護師 えっ!? 血腫部をマッサージしてもよいのですか？

 春口先生 あくまでも止血されたことを確認してからです。血腫そのものが問題なのではなく、血腫が血管を圧迫することが問題なのです。血管からリークした血腫ですので、やはり血管周囲に生じますね。これがある程度の塊になると、血管を圧迫してシャントが閉塞する可能性があります。ですから、血腫がなるべく軟らかいあいだにマッサージをして、周囲に広げておくのがよいです。血腫の全体量は変わりませんので、血管への影響が低

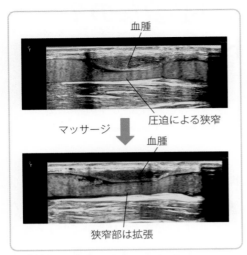

図1 マッサージ前後のモザイクエコー

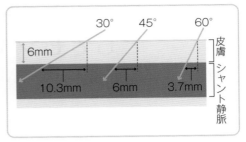

図2 穿刺針の刺入角度と皮膚からのずれ

下します。

 看護師 そうなのですね。わかりました。マッサージをしてみようと思います。

 春口先生 そしてその後、エコーで確認してください。リークして血腫形成した部位は、血管が細くなっていますが、シャント血が流れていれば次第にもとの状態に戻ってきますので、心配ありません（図1）。

✦ 穿刺部と刺入部はどれくらいずれる？

 看護師 血腫は、穿刺時ではなく、止血時に生じることが多い気がしますが、止血法に問題があるのでしょうか？

 春口先生 穿刺針の皮膚上の刺入点と血管壁上の刺入点とのあいだには少なくとも数mm程度のずれが存在するので、止血に際しては皮膚上の刺入点と血管壁上の刺入点の両方を同時に圧迫することが大切です。たとえば、深さ6mmのシャント血管に30°で穿刺した場合は、穿刺部と刺入部はどれくらいずれると思いますか？

 看護師 うーん、5mmぐらいでしょうか？

 春口先生 いいえ、約1cmになります。結構ずれますよね。深ければ深いほど、穿刺角度が浅ければ浅いほど、ずれる距離は長くなります（図2）。シャントを穿刺したスタッフは、穿刺時の角度を知っています。止血者はそれを知らないため、止血時に血腫を形成することがあるのです。

✦ 感染させないことが大切！

春口先生 さて、穿刺ミスや止血での血腫形成を防ぐことが**長く使えるシャント**に大切であることがわかりました。ほかにはないでしょうか？

看護師 閉塞をさせないことは、46ページで話してもらいましたね。もちろんこれも大切だと思いますが、それ以外となると……感染でしょうか？それほど多い合併症ではありませんが。

春口先生 そうですね、感染すると、場合によってはシャントを閉鎖させなければなりませんので、感染させないことは大切です。感染予防として、どのようなことに気をつけていますか？

看護師 穿刺前にしっかり消毒することだと思います。消毒が不十分だと皮膚の常在菌が血管付着する可能性があります。

春口先生 そうですね。皮膚の消毒はどのようにしていますか？

看護師 自己血管内シャント（AVF）では消毒用のエタノールを使っています。穿刺前に石けんで穿刺部を中心に前腕を洗ってもらいます。

春口先生 30ページでも解説しましたが、『透析施設における標準的な透析操作と感染予防に関するガイドライン（五訂版）』では、皮膚消毒について、① 0.5％を超えるクロルヘキシジングルコン酸塩含有アルコール、② 10％ポビドンヨード、③消毒用エタノール、④ 70％イソプロパノールのいずれかを用いることが推奨されています。

看護師 確かにAVFでは、穿刺で感染することはほとんどありませんね。感染については30ページをもう一度確認しておきます。

シャント管理は正しい情報を得ることが基本

　バスキュラーアクセスの管理はこれまでのシャントの話を総合したものであることがわかったと思います。次のポイントが重要です。

①何か症状がある場合は、何が起こっているかをさまざまな方法で調べていく。

②症状がなくても「もしかしたら、現在何か起こっているかもしれない」と考えてみる。

③いま、問題がなくても将来の問題を考える。

④現在の穿刺／止血や消毒方法がよいかどうかを絶えず考える。

　46ページで話したように、「シャントがあるべき姿」を想定して、それに近づけていくことがシャント管理の本質であると思います。それには、「そもそもシャントってなんだっけ？」という根本にさかのぼってみることも大切です。

　「現状を把握」するのに、もっとも有効なのは、シャントマップを活用することです。マップを作成しておけば、その患者に対してもっとも有効な管理法がわかります。たとえば、吻合部近傍に狭窄があり、3～4ヵ月おきに経皮的血管形成術（PTA）を施行している患者では、ピローを確認します。4ヵ月経っても脱血不良にならない場合は、再循環を疑い、精査することが必要でしょう。現状把握は「未来の予測」にも役立ちます。たとえば、グラフトの患者は流出路静脈の狭窄を念頭において、静脈圧をチェックします。さらにグラフ化しておくとなおよいでしょう。閉塞を予測してPTAのタイミングを決めることもできます。

　このようにシャント管理の戦略を立てるにはマップ（地図）が必要です。戦国時代劇で、地図を床に広げて攻撃法や防御法を考えている武将を見ることがあると思います。織田信長のような天才以外は、頭の中の地図だけでは考えられないのです。また、いつも患者に接していると、その患者の病歴を忘れがちになります。これまでの経過を見るだけで、予測力が培われます。マップを横のラインとすると、病歴は縦のラインです。縦と横のラインで現状を把握して、予測を立てて管理していきますが、患者に接するのは自分だけではありません。患者ごとに必要な管理法を共有してください。そのためには、マッピングシートと病歴を用いてスタッフ同士で話し合ってください。

　方法はいろいろあるでしょう。手帳をつくって管理している施設もあると思います。最近、私が考えているのは、タブレットを使用した管理です。患者ごとにマップや病歴などを入力していきます。静脈圧や再循環率だけでなく、エコー所見を参照することも可能です。PTAや手術歴などの情報も含めて、すでに導入している施設もあると聞いています。まだまだ、シャントの管理法は進歩していくものだと思います。ただ、どんな管理でもその情報が正しくなければなりません。理学所見、患者の訴えを聞く、正しい情報を得ることが基本となりますので、本書で得た考えかたを身につけてください。

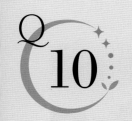

触診はなぜ行うの？

✦✦ 視診・触診・聴診で シャントを確認

 看護師（早川さん）　先生はいつも触診が大切だと話しておられるので、私もシャントの触診をしています。スリルはよくわかるようになってきましたが、それ以上の情報は得られるものなのでしょうか？

 春口先生　そうですね。ちょうどいまから、患者さんのエコーをするので一緒に見ませんか？ そのときに触診についてお話ししましょう。

 看護師　ありがとうございます。ぜひ一緒に確認させてください。

 春口先生　（エコー室にて）細山さん、これからシャントをエコーで検査しますね。一緒に看護師の早川さんと見させてください。説明しながら診察しますが、よいでしょうか？（かならず患者さんの許可を得てください）さて、エコーをする前にかならず理学的検査をします。理学的検査とは、視診・触診・聴診ですね。まず、シャントの血管を見てください。

 看護師　全体的にかなり太いです。前腕で2分岐していますが、肘のすこし中枢で合流しています。吻合部は瘤にはなっていませんね。そして、この橈側皮静脈はそのまま肘まで続いていて、2本に分かれます。そのあいだには側副静脈はないようです。また、シャント静脈には狭窄のようなへこんだ部位は見られません（図1）。

 春口先生　穿刺部はどこでしょうか？

 看護師　脱血部は前腕の中央部です。返血部は肘のすこし手前で2本に分かれた静脈の橈側皮静脈を穿刺しています。

 春口先生　この静脈は副橈側皮静脈という名前がついています。返血でよく穿刺する静脈ですね。

✦✦ スリルはシャントの流れ がよい証拠？

 春口先生　さて、次は触診ですね。いつものように触診してみてください。

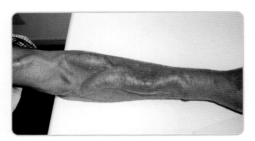

✦ 図1　シャント血管の視診

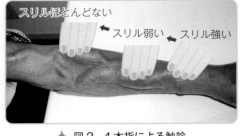

✦ 図2　4本指による触診

看護師　はい、大体4本の指でやさしくシャント血管を触っていきます。このような感じです（図2）。吻合部から順に肘のほうに向けて触診します。吻合部近くでは、すこし強いスリルを感じます。シャントの流れはよさそうです。次にすこし中枢に移してみますね。あれ？　前腕の真ん中ではもうスリルは弱くなっていて、肘ではスリルを感じません。

春口先生　どうですか？　患者さんのシャントの機能はよさそうですか？

看護師　うーん。どうでしょうか？　吻合部ではスリルが強いし、全体的に血管の拡張は良好なので、シャント機能はよいかと思ったのですが……。

春口先生　それでは、患者さんの腕を挙上してみてください。30°ぐらいでよいですよ。

看護師　あれ？　吻合部のすぐ中枢から血管が虚脱しています。吻合部から2cmぐらいは膨らんだ状態ですね（図3）。

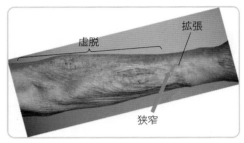

✦ 図3　腕を30°挙上する

春口先生　そうすると、どのように考えますか？

看護師　吻合部の2cm程度中枢に狭窄があると思います。だから、前腕中央ではシャントのスリルが弱かったのですね。そうすると、どうして吻合部の近くでよいスリルを感じたのでしょうか？

春口先生　まず、どうしてスリルが生じるかは知っていますか？

看護師　なんとなくですね……。シャントの流れがよいからスリルになるのだと思います。流れが悪いと、スリルも弱くなりますし、閉塞していればスリルは感じません。だから、大体のシャン

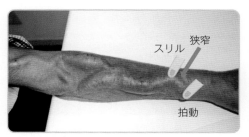

✦ 図4　1本指による触診

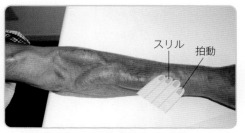

✦ 図5　同時に拍動とスリルを感じる

ト機能を知るときに触診をします。

　春口先生　それはそれで正しいです。スリルは血管の震えを感じているのです。ですから、シャント吻合部のように乱流の強い部位はスリルを触れます。前腕中央部まではスリルがありますが、肘ではスリルは弱くなります。

✦ 4本指の触診と1本指の触診

　春口先生　それでは吻合部から1本指で触診してください。

　看護師　吻合部そのものですね。あれ？　スリルではなく、動脈のような拍動です。

　春口先生　その指をすこしずつ肘のほうにずらしてみてください。

　看護師　あっ！　突然スリルに触れました。腕を挙上したときのちょうど境目です（図4）。もしかして、ここが狭窄部なのですね。いままで拍動から突然スリルを感じるという経験をしていなかったので、とても新鮮です。でもどうして、

狭窄部で良好なスリルを触知するのでしょうか？

　春口先生　狭窄部はそこを血液が通過するときにとても流速が速くなります。ホースを指でつまむと水が遠くまで届きますね。それと同じです。そうすると、そのすぐ中枢の静脈は強い振動が生じます。これがスリルとして感じるのです。もう一度、先ほどのように4本指で触診してみてください。そして、一つひとつの指の感覚を別々に感じてみてください。

　看護師　人差し指は拍動ですが、薬指に強いスリルを感じます（図5）。先ほどは、この薬指のスリルを感じて、流れのよいシャントと思ってしまったのですね。

　春口先生　そうなのです。人間の感覚はいちばん強いものをすべてと感じるのです。スリルには2種類あります。1つは、狭窄はないけれど、動脈からのとても勢いのよい血流が静脈に流入することで、静脈壁が震えて生じるもの。もう1つは、狭窄の中枢の静脈壁がジェット血

流によって震えるものです。この２つ目は見逃されることが多いです。

看護師　いつも４本指でなんとなく触診しているからですね。

春口先生　そうです。その方法は、シャント血流が大体よいかどうかを調べるときには有効です。ですから、まずは４本指で吻合部から中枢方向に触診してください。前腕の中央部までスリルが触れれば、おおむね良好なシャント血流があります。そして次に吻合部から１本指で触診してみてください。

看護師　１本指の触診は狭窄を見つけるために行うのですね。４本指の触診と１本指の触診は目的が違うということがわかりました。

春口先生　さて、エコーで見てみましょう。どうでしょうか？

看護師　本当ですね、吻合部の2cm中枢に狭窄があります。カラ

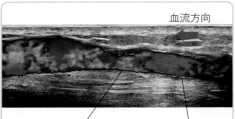

血流方向

赤と青が混じりあう
モザイクパターンが見られる
ここに狭窄がある

色は赤で均一

✦ 図6　狭窄部のカラードプラ

ードプラで見ると狭窄部からそのすぐ中枢は赤と青のモザイク状になっていますね（図6）。

春口先生　ここで乱流が生じている証拠です。

看護師　エコーで乱流もわかるのですね。こうやって答え合わせができれば、自信をもって触診ができるようになると思います。

まずは患者に触れてみよう！

　シャントの触診でもっとも大切なのはスリルです。そうしてもう一つ大切なのは拍動です。4本指で触診するとき、図1のような患者では、4本とも拍動を触れるので、この先に狭窄があることがわかりますね。しかし4本指の途中に狭窄がある場合は、スリルとして触れるのです。いつもなんとなく触診していると、狭窄を見逃すことになり、とてももったいないです。触診するだけで本当にいろいろなことがわかります。もちろん狭窄もそうですが、慣れてくれば、壁在血栓もわかるようになります（44ページ）。

　シャントの診察は聴診よりも触診が大切です。狭窄があっても、かならずしも高調音が聞かれるわけではありません。それは、聴診器の膜面が広いからです。広い範囲の情報が一緒に耳に入ってきますので、細かな変化を聞きとることが困難となります。指4本で触診しているようなものです。余談ですが、聴診器はできるだけ膜面が狭い新生児用のものを使ってみるとよいでしょう。狭い範囲の情報を得ることができます。

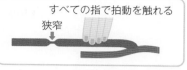

✦ 図1　触診：狭窄位置と拍動

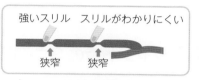

✦ 図2　触診：狭窄位置とスリル

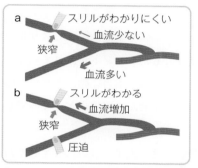

✦ 図3　触診：血管分岐後の狭窄とスリル

　狭窄の程度とスリルの強さは、ある程度相関していますが、スリルが強いから強い狭窄があるというわけではありません。流入してくるシャント血流が少なければ、強い狭窄があってもスリルは弱くなります。ホースを指でつまんでも、蛇口をすこし閉めるだけで、水の勢いは弱くなりますね。それと同じです。また、狭窄が複数個所ある場合は、かならずしも狭窄部でスリルを触れるわけではありません。図2のようなシャントでは、途中の狭窄のスリルはわかりにくいです（慣れてくれば、微妙な変化がわかります）。そして、もっとも中枢の狭窄部ではじめてスリルを触れることもあります。

　血管分岐後の狭窄も感じにくいことが多いです。図3-aのようなシャントでは、狭窄のない血管に多くのシャント血が流入するため、狭窄のある血管に流入する血流はとても少なくなります。先ほどの蛇口をすこし閉めた場合と同じことですね。こういう場合は、狭窄のない血管を圧迫してみてください。狭窄のある血管に多くの血液が流入してきますので、狭窄部のスリルは強くなります（図3-b）。いろいろと考えながら試してみることが大切です（もちろん患者には同意を得てくださいね）。

Q11 聴診は必要なの？

✦ シャント音の3つの要素

 看護師（早川さん）　先生、穿刺前に一応、聴診器でシャント音をチェックするのですが、触診でスリルを触れるだけでも、シャントが流れていることがわかりますね。本当に聴診が必要なのかよくわかりません。実際、どうなのでしょうか？

 春口先生　ついに来ましたね。その質問がもっとも厄介と思っていました。できれば、聞いてほしくなかったですね。

 看護師　先生でも、よくわからないことがあるのですか？

 春口先生　もちろん、わからないことだらけです。でも、シャントの聴診がもっともよくわかりません。ということで、今回はこれで終了としましょう。

 看護師　ちょっと待ってください。そう言わずにすこしでも教えてください。触診でもある程度わかりますし、聴診は必要ないと思いますが、どうな

のでしょうか？

 春口先生　必要ないことはないです。せっかくですので、シャント音について考えてみましょう。シャント音を知るには、まず、シャント音の性質について知らなければなりません。ここからすこし理屈っぽくなりますが、ついてきてください。

 看護師　わかりました。できるだけついていきます。

 春口先生　まず、シャント音は「大きさ」「周波数」「連続性」の3つの要素から成り立っています。

 看護師　その3つについて、ぜひくわしく教えてください。

✦ 血管壁の振動が音として伝わる

 春口先生　そもそも音のもととなるのは、物体の振動によって発生する「波」です。たとえば、ギターの弦を弾くと、弦が振動し、その振動が空気に伝わります。そして、この波が鼓膜を振動させ、その振動によって発生した信号を大脳

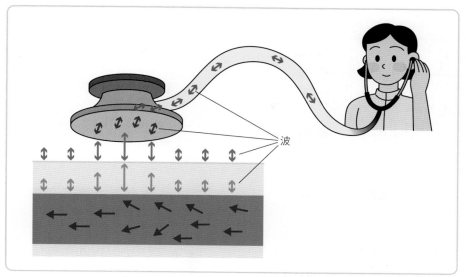

✦ 図1 血管の振動が聴診器を経て耳まで届く

がいわゆる「音」に変換することで、人は音を認識するのです。ここまではよいですか？

 看護師　大丈夫です。でも、先がちょっと心配になりました……。

 春口先生　ゆっくり説明しますので、わからないところは、すぐ聞いてくださいね。通常、音は空気を伝わりますが、シャントの場合は、血流によって振動した血管壁が周囲組織や皮膚を振動させ、さらに聴診器の膜を振動させます。そうして最終的には聴診器内の空気を振動させて、人間の耳に届くのです（図1）。

 看護師　そんなことまで考えていませんでしたが、言われてみればそうですね。でも、結構複雑な過程を経て耳まで届くのですね。

 春口先生　さて、ここで大切なのは、血管壁の振動です。この振動の仕方によって音が変わるからです。まず、周波数という言葉を覚えてください。周波数というのは、振動の速さです。1秒間にどれだけ波の振幅があったかということです（図2）。周波数が高いと、高い音に聞こえます（周波数は数ですが、慣例として、周波数が大きい場合を高い、小さい場合を低いと表現します）。血管壁も速く振動すると周波数が高くなります

 看護師　ギターの弦を押さえると、音が高くなりますね。これは、弦の振動数が多くなって、周波数が高くなったからですか？

 春口先生　そうです。そのように理解して大丈夫です。血管壁を弦

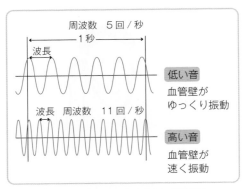

図2 波の性質（波長と周波数）

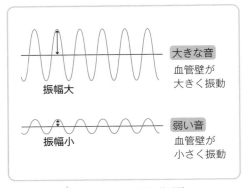

図3 波の性質（振幅）

にたとえて考えればわかりやすいかもしれませんね。ところで、音の波には周波数以外にもう一つ要素があるのです。それが波の振幅の大きさです（図3）。振幅が大きくなると大きな音がします。シャントの場合、血管壁を大きく震わせると、その震えが皮膚まで届き、大きな音として聞こえます。

 看護師　ギターの弦を強く弾くと大きな音がしますが、そのときは振幅が大きくなっているのですね。血管壁も同じで、大きく振動しているときは、大きな音、細かく振動しているときは高い音ということですね。

 春口先生　そうそう、そのとおりです。私より、まとめかたが上手ですね。

✦ 狭窄部が高調音になるのはなぜ？

 春口先生　さて、シャント吻合部の近くでは、動脈からの強い血流が静脈に入るため、静脈壁が大きく振動します。そのため、周波数はそれほど高くないのですが、血管壁の振幅は大きくなるので、大きな低い音が聞こえるのです。これもギターのたとえで申し訳ありませんが、いちばん太い弦を強く弾いたときの音と近いです。しかし、肘ではシャント音は弱くなります。血液が乱流とはなっていないので、血管壁がほとんど振動していないからです。吻合部は滝つぼ、肘は下流のゆったりした流れとイメージしてください。

 看護師　過剰血流のほうは、肘でも血管壁を振動するような乱流が生じているから、比較的大きな音になるのですね。

 春口先生　そのとおりです。さて、それではどのようなときに血

管壁を細かく振動させているのでしょうか？　そこでは、「ピーピー」という高い音が聞こえます。

看護師　その音が聞こえるのは、狭窄部ですよね。

春口先生　正しくは、狭窄部すぐ中枢の静脈です。狭窄部そのものは通常、血管壁が硬くてあまり振動しないので、狭窄部では音はあまりしません。狭窄部すぐ中枢ではとても速いジェット血流が生じて乱流が起こるため、血管壁の振動も速くなり、いわゆる狭窄音が聞こえます（図4）。

看護師　なるほど。そういうことだったのですね。

「狭窄音」ではなく「高調音」とよぶのが正しい

春口先生　このような高い音は、狭窄部すぐ中枢の静脈のことが多いため、狭窄音とよばれています。ただ、狭窄部以外でも血管の速い振動があれば、狭窄音として聞こえるのです。

看護師　それはどのようなときでしょうか？

春口先生　たとえば、静脈弁があって、それが速く震えているのかもしれませんし、なんらかの障害物があって、同様のことが生じているからかもしれません。

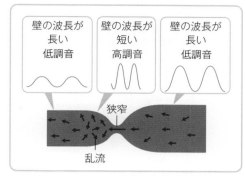

◆ 図4　狭窄部における高調音の発生
狭窄部では乱流が生じ、それが血管壁を震わせる。このとき、壁は速く振動するため、波長が短い傾向となる。そのため、高調音を聴取することがある。

看護師　そうすると、狭窄音が聞こえるからといって、狭窄があるとは限らないですね。

春口先生　そこがとても大切なところです。ですから「狭窄音」というよびかたがよくないのだと思います。私は「高調音」とよんでいます。そのほうが誤解はないですね。

看護師　確かにそうですね。なるほどよくわかりました。そうしたら、狭窄部ではかならず高調音が聞こえるのですか？

春口先生　じつは、それもそうとは言えないのです。低血圧や吻合部の狭窄があるため、血流が低下している場合は、血管の振動は少なくなります。逆に、狭窄の中枢にもう一つ狭窄がある場合も、血管壁はそれほど振動しません。また、通常狭窄の下流の血管は乱流が生じるた

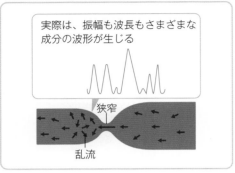

図5 乱流部の実際の波形

狭窄部は実際は、さまざまな音の成分が生じている。そのなかで、波長が短い成分が多くなると、高調音が聴取される。そうでない場合は、狭窄部でも高調音は聴取されない。

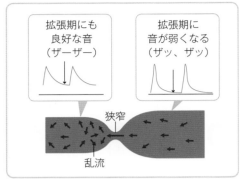

図6 聴診における連続性

狭窄の手前では、拡張期は血液の流れがほぼストップした状態となり、これを聴診すると「ザッ、ザッ」という音になる。狭窄を越えると、拡張期にも良好な血流が生じる。これを聴診すると「ザーザー」という音になる。

め、さまざまな周波数で血管が振動します。ですから、じつは、狭窄部では典型的な狭窄音を聴取しないことのほうが多いのです（図5）。

　看護師　なるほど、そうすると、なぜ聴診をしているのかがわからなくなってきます。

　春口先生　通常の聴診法では、狭窄を見つけるのは困難です。狭窄を見つけるには、触診のほうが圧倒的に有効です。

　看護師　いま、通常の聴診法とおっしゃいましたが、そうでない聴診法があるのですか？

　春口先生　ここはさらっと行こうと思いましたが、聞き逃しませんね（笑）。この話はすこしマニアックになりますので、**66**ページでお話しします。

✦✦ シャント音の連続性とは

　看護師　それはそうと、先ほどもう一つ「連続性」という話をしていましたが、これはどういうことですか？

　春口先生　素晴らしい、すっかり忘れていました。これは、高調音よりも大切な要素です。連続性というのは、シャントの音がどれだけ続くかということです。心臓の収縮期は比較的大きな音がしますが、拡張期は音がすこし小さくなります。シャントの場合、「ザーザー」というような周期性で連続した音として聞こえますね。これは、拡張期でもある程度の血流があって、乱流が生じているからです。ただ、中枢側で狭窄が進行すると、血流が滞留します。触診では、血管がとても硬く触れるような場合です。このような血管は

収縮期にどうにか血流が流れても、拡張期には血流は滞ってしまいます。したがって、拡張期には血管が振動せず、音が聞こえなくなるのです（図6）。

 看護師　だから、そのような部位では「ザッ、ザッ」というような音になるのですね。ピアノの鍵盤をふつうに押さえるとそれほど長く響きませんが、右のペダルを踏んでおくと、長く響きます。そのような印象ですか？

 春口先生　そうですね。狭窄がないということは、ペダルを踏みっぱなしにしておくようなものです。このように断続的な音が聞こえたときは、その中枢に狭窄があると思って間違いないです。これはわかりやすいので、ぜひ活用してください。

 看護師　わかりました。まるで音楽の授業のようになりましたね。

 春口先生　シャント音がどのように聞こえるのかは、突き詰めればとてもむずかしい問題です。先ほど話したように、シャント音は「大きさ」「周波数」「連続性」の3つの要素から成り立っています。シャント音をこの3つの要素に分けて聞くのは、じつは大変です。最初は大きさに注意し、次は高さ、最後に連続性に注意して聞くと、よいかもしれません。

新しい聴診法

　ふつう、聴診はどのようにしているでしょうか？ ふつうの聴診器で吻合部から肘部までこしずつずらして聞いていくのが通常ですね。吻合部で「ゴー、ゴー」とするような音が聞こえたら、機能のよいシャントと判断しています。もちろん音がしなければ、閉塞を疑うことになります。

　血管壁は乱流のため、複雑に振動しています。そして、それは部位によって違います。61ページのような聞く面積が広い聴診器では、広い範囲の血管の振動が同時に耳に入ってくるため、情報量が多すぎるのです。これは、58ページでも話しましたね。3本指や4本指で触診すると、それぞれの指で感じる情報が異なります。そこで1本指で触診します。聴診器も同じです。なるべく少ない範囲の音を聞くと、その部位に特徴的に生じている変化がわかります。私は新生児用の聴診器を使っています。そうすると、指2本で触診したのと同じ感じで、局所の変化を知ることができます。さらにもっと狭い範囲を聞くことができるのです。図を見てください。単なるチューブですね。聴診器のヘッドを外して、チューブだけにしたのです。このままだと、音が小さいので食品用ラップで膜をつくっています。このようにすることでシャント音の劇的な変化を聴取することができます。とくに狭窄部すぐ中枢では、非常に大きな音が聴取できます。1ヵ所の狭窄であれば、この方法で狭窄部を見つけることができます。簡単にできる方法ですので、ぜひ試してください。

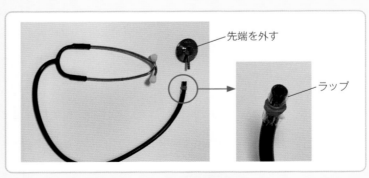

先端を外す

ラップ

✦ 図　チューブ聴診用の聴診器

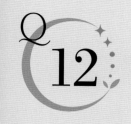

Q12 止血時間が長いのはどうして？

✦ シャントは止血も大切！

看護師（早川さん） 患者の飯島さんは、今回も止血に15分以上かかってしまいました。どうしたらよいのでしょうか？

春口先生 止血に困っているようですね。

看護師 そうなのです。最近、止血にかかる時間が長くて、患者さんもなかなか帰れないので困っています。簡単に止血できる患者さんと止血時間が長い患者さんはどこが違うのでしょうか？

春口先生 シャントは穿刺も大切ですが、止血もとても大切ですね。ところで、どのように止血していますか？

看護師 多くの患者さんは止血ベルトを使っています。それで10分ほどで止血できることが多いです。でも飯島さんは、止血時間が長いので、私たちナースが指で押さえて止血しています。

春口先生 なるほど。ところで、脱血側と返血側のどちらの止血に時間がかかっていますか？

看護師 脱血側の止血に時間がかかっています。前腕の中央部です。

春口先生 では、実際に患者さんのシャントを見に行きましょう。（一緒に患者さんの腕を確認しながら）なるほど。原因の一つはわかりました。ところで、止血以外に穿刺や脱血不良、静脈圧上昇などはありませんか？

看護師 とくに問題なく透析は受けられています。そうそう、1週間前に自宅で突然出血して、自分自身で止血したと話していました。

✦ 脱血部の内圧が上昇している状態

春口先生 それでは、今回はシャントの止血について考えてみましょう。まずは、脱血部周辺を触診してみてください。

看護師 血管がすこし硬い印象があります。そしてスリルではなく拍動を触れます。

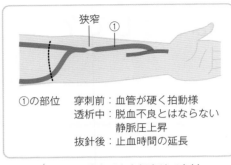

①の部位　穿刺前：血管が硬く拍動様
　　　　　透析中：脱血不良とはならない
　　　　　　　　　静脈圧上昇
　　　　　抜針後：止血時間の延長

✦ 図1　狭窄の吻合部寄りで穿刺

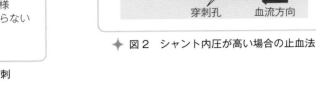

✦ 図2　シャント内圧が高い場合の止血法

　春口先生　そうですね、そのまま1本指ですこしずつ肘方向にずらしてみてください。何かわかりますか？

　看護師　肘手前でスリルを触れました。ここに狭窄があるのですね。

　春口先生　そうです、中枢側に狭窄があるため、その手前の血管は硬く、拍動のようになっています。ホースの先を指でつまんだ状態ですね。そうすると、脱血部の内圧が上昇します。そこで返血すると静脈圧が上昇しますね。でも、脱血している場合は、脱血不良にはならないです。

　看護師　そういえば、59ページでも説明してもらいました。

　春口先生　そうですね。そこに穿刺してすぐに針を抜くと、圧力が高いので、血が吹き出ます（図1）。ですから、ある程度止血できた後でも、十分に止血されていなければ、血が出やすいのです。

　看護師　このような患者さんで、止血時間を短縮する方法はありますか？

　春口先生　流出部は狭窄があるため、止血時に変えることはできませんが、流入する血流を低下させることは可能です。指3本で止血するのです。人差し指で止血部を押さえ、中指と薬指でそれよりも吻合部寄りを押さえます。そのとき、薬指をいちばん強く押さえ、次に中指、そして止血している人差し指は軽く押さえるのがよいです（図2）。

✦ 圧迫を弱める順番

　看護師　穿刺部を強く押さえればよいかと思っていましたが、そうではないのですね。

　春口先生　このような患者さんで止血不良がある場合、ときどき、シャント血流がほぼなくなるまで穿刺部をとても強く押さえる人がいますが、これは

逆効果です。**止血するには、血液中の血小板がそこに集まらなければなりません。ですからその部位にすこしでも血流が流れているのがよいです。**

 看護師　そうすると、先ほどの指3本の押さえかたというのは、穿刺部の血流を減らして、止血しやすくすると同時に、すこしはシャント血が流れた状態にしておくという高等テクニックなのですね。

 春口先生　慣れればそんなにむずかしくありません。薬指と中指で狭窄をつくるイメージですので、止血部の人差し指はスリルを感じます。このような状態がもっとも止血しやすいです。いきなり行うのはむずかしいと思いますので、穿刺前に行ってみて、感覚をつかんでください。

 看護師　最終的にはすべての指を離さなければなりませんが、どういう順序で圧迫を弱めていくのですか？

 春口先生　よい質問ですね。穿刺部の人差し指はそのままの状態にして、まずは薬指の圧迫をすこしずつ弱めてください。そうすると、止血している人差し指にすこし圧がかかってきます。その状態で止血が続いていれば、薬指の圧迫を外します。つぎに中指も同様に行います。このときに出血する場合は、穿刺部の圧を高めるのではなく、もう一度中指の圧迫を高めて待ちます。

 看護師　なるほど、穿刺部は軽く圧迫した状態にして、すこしずつほかの指の圧迫を解除していくのですね。でもこの患者さんは、シャントの圧が高い状態が続いていますので、最終的には狭窄部を拡張してシャントの内圧を低下させる必要がありますね。

 春口先生　そのとおりです。止血不良が原因で経皮的血管形成術（PTA）を行うこともしばしばあります。

✦ 止血した後に再度出血するのはなぜ？

 看護師　ところで、いったん止血したと思っても、再度出血する患者さんがいますが、しっかり止血できるまでには時間がかかるのですか？

 春口先生　これもよい質問ですね。それには止血の機序を知ることが必要ですので、73ページでくわしく説明します。それには、**血管の状態、患者の凝固能、血管と皮膚のあいだの脂肪組織など、複雑な条件がかかわります。**シャントの場合、通常は10分程度で止血することが多いです。シャントの内圧が低くても、皮膚が脆弱な患者さん、とくに高齢者では止血時間が延長することが多いです。

 看護師　そうですね。穿刺すると、血管に比較的大きな孔が開きます。手術時は、血管に小さな孔が開いただけでも、指で押さえただけではなかなか

止まりません。どうして穿刺したときは、あんなに太い針を穿刺しても比較的早く止血するのでしょうか？ 穿刺した血管と皮膚のあいだに組織があるからでしょうか？

 春口先生 そのとおりです。周囲組織、**とくに皮下の脂肪組織が止血に大きな役割を担っているのです**。まだ血管に孔が開いていても、周囲組織がしっかりしていれば、皮膚からは出血しません。

 看護師 高齢患者さんは、皮下脂肪が少ないですね。皮膚も薄く弾力性に欠けています。

 春口先生 こういう患者さんは、止血をする力が弱く、止血時間が延長することが多いです。また、いったん止血したと思っても、その後にだらだらと出血することがあります。

 看護師 確かに、そういうことがあります。どうしたらよいでしょうか？

 春口先生 ほかに穿刺できる部位はありそうですか？

 看護師 そうですね、以前穿刺していたけれど、皮膚がすこし硬くなってしまったので、穿刺をしていないところがあります。穿刺するときにすこし力がいるので、いまは使用していません。

 春口先生 エコーで見てみましょうか？ 現在穿刺しているところは、穿刺部から血管までの距離が1.5mmで

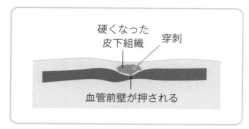

✦ 図3　皮下組織が硬い場合

すね。以前穿刺していたところは2.5mmあり、深いですね。深い部位は、それだけ皮下脂肪や皮膚が厚くなっているので、止血する力があります。この部位に穿刺してみたらどうでしょうか？

 看護師 わかりました。この場合、穿刺するときにコツはありますか？

 春口先生 血管自体は太いので、後壁を穿刺する心配は少なそうですね。まずは、しっかりと駆血して穿刺することです。それから、穿刺する場所が決まったら、すこし針を立てて一気に穿刺すると、一瞬で針が血管内に入ります。このように**皮下組織が硬くなった場合は、ゆっくり穿刺すると、血管の前壁が押されて血管内腔が狭くなり、穿刺がむずかしくなります**（図3）。

 看護師 確かにそうですね。穿刺部位を変えてみます。

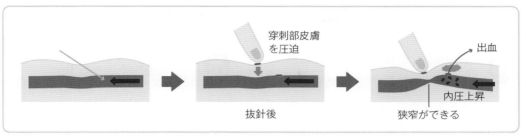

穿刺部皮膚
を圧迫

出血

抜針後

狭窄ができる

内圧上昇

✦ 図4　皮膚と血管壁の穿刺部位が離れている場合

✦✦ 血圧と止血時間は 関係する？

 春口先生　そのときに止血に注意する点はありそうですか？

 看護師　深くなったので、止血する力は強くなり、止血時間は短縮すると思いますが。

 春口先生　そうですね。ただ、一つ気をつけなければならないことがあります。止血するポイントです。図4を見てください。穿刺部が深いと皮膚の穿刺ポイントと血管の穿刺ポイントがずれます。皮膚の穿刺部のみを押さえると、血管の穿刺部から出血して内出血を形成することがあります。とくに吻合部方向に穿刺した場合は、皮膚の穿刺部を圧迫することで、穿刺部の中枢の血管も圧迫されます。そうすると、血管の圧が高くなって、さらに出血しやすくなります。このように、皮膚からの出血はなくても、血管からの出血が続く場合は内出血を形成します。止血時には皮膚が膨隆してこないかを見ておくことが大切です。

 看護師　そうですね。穿刺ポイントがずれると、先ほどの血管の内圧が高い患者さんと同じことが生じてしまうのですね。

 春口先生　よいところに気がつきましたね。そのとおりです。血管の中枢で強く押さえると、狭窄をつくったことと同じになります。

 看護師　血管の内圧が高い人と、皮膚が脆弱で皮下脂肪が少ない人は止血時間が延長することがわかりました。ほかにはどのような人で止血時間が延長しますか？

 春口先生　まず、血圧が高い患者さんは止血時間が延長する傾向にあります。これは、最初の患者さんと似ているのですが、シャントの内圧が高いことが多いからです。

 看護師　確かに、透析後にかえって血圧が上昇する患者さんがいますね。そういう患者さんは、止血不良に気をつけます。

✦ 血液の状態で止血時間が変わる？

 春口先生 それから、患者さん自身の血液の状態で、止血時間が延長することもあります。たとえば、血小板減少があったり、肝不全で凝固時間が延長している場合などです。また、ワルファリンカリウムを投与して、凝固時間が延長している患者さんにも注意してください。

 看護師 **止血不良が続く場合は、血管の状態だけでなく、血液データや投与している薬剤をチェックすること**が大事なのですね。ところで、30分以上止血しない場合はどうすればよいですか？

 春口先生 そのときはドクターを呼んでください。可吸収性止血薬（サージセル・アブソーバブル・ヘモスタットなど）で止血する場合もあります。どうしても止血しない場合は、穿刺部をナート（縫合）することもあります。

 看護師 穿刺もそうですが、止血も奥が深いですね。同じ止血不良でもさまざまな原因があり、それによって、対応が違うことがわかりました！

自分で気づくこと、気づくように仕向けること

　素晴らしい指導者は、教えられる人が自分で気づくように仕向けます。教えることは簡単ですが、それでは教えられている人の記憶にはあまり残らないでしょう、たとえ多くの人が知っていることであっても、そのことに自ら気づくことができたら、素晴らしいことです。

　そして何かに気づいたら、そこで終わってはもったいない。「なぜそうなっているの？」ということを考えてみることが大切です。気づいたこととその理由がわかれば、そのことは一般化できます。たとえば、「シャントが拍動様になっているときは、太い血管に限って、閉塞することが多い」ということに気づいたとしましょう。すると「いったい、どうして閉塞するのだろうか？」「シャントの血流が遅くなることと閉塞に関係がある？」「太い血管は血流が遅くなりやすい？」「同じ血流量なら、太い血管ほど血流量が遅くなる」といったように考えていけば答えにたどりつきます。そしてそこから行動に出るのです。「今度、太い血管の人がいて、シャントのスリルが低下している人は、早くドクターに知らせよう」と。

　気づくためには、興味をもっていなければなりません。教えられて気づくのと、自ら気づくのでは、圧倒的に自分で気づくことのほうが、記憶に残りやすく、次にいかしやすいです。

mini解説

止血の機序は3段階で進む

止血の機序についてはすこしむずかしいので、読み飛ばしても構いません。止血は、一次止血、二次止血、線溶現象の段階で進んでいきます。

●一次止血

まず、血管に損傷があると、出血を減少させるために、血管が収縮して、損傷部の血流を低下させます。とくに、動脈は血管の筋肉が多いため、収縮力が強いです。一方、静脈はほとんど収縮する力はありません。シャントの血管は静脈ですので、血管収縮は期待できません。その次に損傷部位に血小板が集まります。血小板はコラーゲンに触れて活性化した状態に変化しています。さらに、血小板が互いに接着して血栓を形成します。ここまでが一次止血です。

●二次止血

一次止血の後、血小板から組織因子が放出されます。その中の**トロンボプラスチン**は**プロトロンビン**を活性化し、**トロンビン**に変えます。さらにトロンビンは可溶性の**フィブリノゲン**を、不溶性の**フィブリン**に変化させます。フィブリンが集まって網目構造をつくります。この網目に赤血球がひっかかって凝血塊ができ、それが傷口を覆うと二次止血が完了します。

●線溶現象

二次止血が完了し、止血が終了した後は、血栓は血液が流れるのにじゃまになります。そこで、血栓を除去する作用がはじまります。この現象を線溶とよんでいます。線溶は**プラスミン**という血液中のたんぱく質が担っています。プラスミンはフィブリンの網目の膜を溶かし、残った血小板などは、単球やマクロファージに飲み込まれます。そうして血栓は跡形もなくなります。

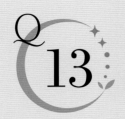

Q13 スリルはよいのにどうして 脱血不良になるの？

✦ スリルがよいのに 脱血不良になる理由

 看護師（早川さん） 先生、今日はいくら考えても脱血不良になる原因がよくわからない患者さんがいるので、教えてください。

 春口先生 考えるようになったのは、よいことですね。どのようなことですか？

 看護師 患者の谷村さんなのですが、最近脱血不良を呈することが多いのです。これは、私だけでなく、ほかのスタッフが穿刺をしたときも同じです。吻合部方向に穿刺しても、やはり脱血不良になります。でも、シャントのスリルはとてもよくて、臨床検査技師の荻原さんに上腕動脈血流量を測定してもらったところ、600mL/min だったので、血液はよく流れているのです。いったいどういうことなのでしょう。

 春口先生 なるほど。それでは、谷村さんをみにいきましょう。

✦ シャント血が 逃げている？

 春口先生 （谷村さんのシャントを触診しながら）確かにスリルはよいですね。脱血の穿刺部はこの1ヵ所だけですか？

 看護師 はい、いつも前腕中央部に穿刺しています。

 春口先生 穿刺部のスリルはすこし弱く感じませんか？

 看護師 確かにそうですね。

 春口先生 もうすこし診察してみましょう。脱血部の手前には、どこかに血液が逃げるような側副静脈は認めませんね。

 看護師 そうなのです。もし脱血部の手前に側副静脈があれば、そちらにシャント血が逃げていると思うのですが、そうではなさそうです。

 春口先生 こういう場合、一つ確かめる方法があります。**脱血部を1本指で圧迫するのです**。私が圧迫しますから、早川さんは吻合部に手をあてておい

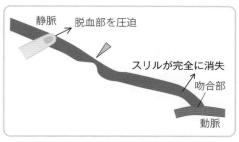

✦ 図1 脱血部まで分岐がない場合

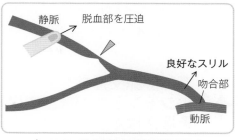

✦ 図2 脱血部まで分岐がある場合

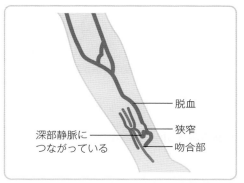

✦ 図3 吻合部すぐの中枢側の深部静脈に
つながる静脈がある

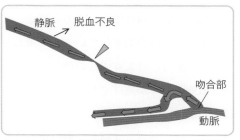

✦ 図4 中枢側の深部静脈に多くのシャント血が
流れる

てください。どうですか？ スリルが変化
しましたか？

看護師　いいえ、ぜんぜん変わり
ません。

春口先生　そうですね。これで原
因がわかりました。脱血部を圧迫
したときに吻合部のスリルが消失した場合
は、脱血部まで1本道だということがわか
ります（図1）。ほかに逃げ道があれば、あ
る程度スリルが残ります（図2）。今回は、
吻合部のスリルがぜんぜん変わらなかった
ので、もともと脱血部の血流が少なく、
側副静脈に多くの血流が流れていること

を示しています。透析に必要な血流量
（QB）200mL/min を得るためには、その静
脈に200mL/min 流れていればよいかとい
えば、そんなことはないのです。すこし余
裕をもって、300mL/min 以上の血流が流
れている必要があります。ですから、今回
も脱血部の QB が300mL/min 以下であっ
た可能性が高いです。

看護師　そのほかの血流が側副静
脈に流れていたということです
ね。視診では、側副静脈は見えませんが、
実際はあるのですね。

春口先生　ときどき、図3のよう
に、吻合部すぐの中枢側の深部静
脈につながる静脈があります。今回はその

静脈に多くのシャント血が流れていたのだと思います（図4）。

深部静脈交通枝へすべてのシャント血が逃げている場合はどうする？

春口先生　よく見かけるのが、深部静脈交通枝へすべてのシャント血が逃げている場合です。この症例は、肘より中枢の静脈が閉塞しています（図5）。シャント血は、肘より末梢の深部静脈交通枝に血液の多くが逃げてしまい、肘部にはほとんどシャント血が流入しません。したがって、肘の静脈で穿刺しても脱血不良となります。さて早川さん、この場合はどうすればよいと思いますか？

看護師　深部静脈交通枝よりも末梢側で脱血すれば、問題ないと思います。

春口先生　そのとおりです。シャントスリルが良好であれば、どうしても穿刺部のQBも良好だと思ってしまうのですが、そうとは限らないのです。

看護師　なるほど。でも、どうすればこのようなことを避けられるのでしょうか？

春口先生　まず、**シャント血管がどこで分岐していて、どこに狭窄**

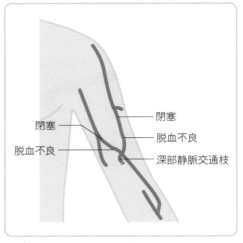

閉塞

脱血不良

閉塞

脱血不良

深部静脈交通枝

✦ 図5　肘より中枢の静脈が閉塞している

があるかを知っていなければなりませんね。それには、シャント血管のマッピングが必要です。早川さんはマッピングをしたことがありますか？

看護師　いいえ、ありません。エコーができないとマッピングもできないですよね。

春口先生　細かい病変や分岐を見るのであればエコーが必要ですが、最低限の血管分岐や狭窄は理学的所見でわかります。ここは細かくなるので77〜79ページで説明します。

血管分岐のマッピング：肘の３横指ほど末梢の分岐血管を圧迫する

　まず、どこで分岐しているのかを確認してみましょう。**図１**のようなシャントは、見ただけで血管分岐がわかりますね。一方、**図２**はどこで分岐しているかがほとんどわかりません。血管があまり見えない場合は、まずある程度の予測を立てることからはじめます。前腕で作製したシャントは、**図３-a**のように肘の３横指ほど末梢で２つに分岐していることが多いです。まず、この血管走行を覚えておいてください。分岐がこの２本だけだった場合は、分岐後の２本の血管を圧迫すると、吻合部は拍動します（**図３-b**）。

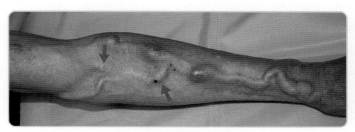

✦ 図１　分岐がよくわかる

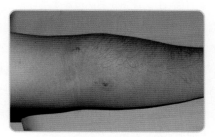

✦ 図２　分岐がよくわからない

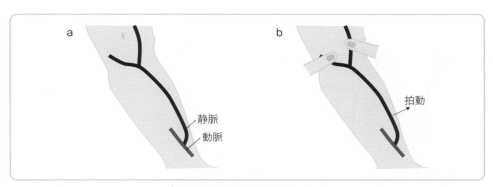

✦ 図３　前腕で作製したシャント

ａ：肘の３横指ほど末梢で２つに分岐している。ｂ：分岐後の２本の血管を圧迫すると吻合部は拍動する。

血管分岐のマッピング：肘の２本の血管を圧迫してもスリルが残る場合

　肘の２本の血管を圧迫してもスリルが残る場合を考えてみましょう。この場合は、それより
も末梢側にシャント血の逃げる血管分岐があるので、①深部静脈交通枝が開存している（図
-a）、または②前腕に側副静脈がある（図-b）という２つが考えられます。２つのうち、少な
くとも１つあれば、拍動とはなりません。

　①と②がある場合は、どこに血液が流れているかを考えます。肘関節の３横指末梢を押さえ
てください。ここは、深部静脈交通枝が分岐するよりもすこし末梢側です。シャントが拍動に
なれば、そこまでは１本道であること、すなわち②の側副静脈はないということを示していま
す（図-c）。もし、肘関節の３横指末梢を押さえてもシャントスリルが残る場合は、前腕に側
副静脈があるということです（図-d）。圧迫する部位をすこしずつ末梢にずらしてみてくださ
い。あるところで拍動になれば、そのすこし上に分岐血管があるということです（図-e）。こ
のようなことをくり返していくと、ある程度の分岐血管を知ることができます。

　なかなかハードルが高いと思う人は、**脱血部を圧迫したときにスリルが残るか拍動になるか
を確認してください**。拍動になる場合は脱血部までが１本道であり、スリルが良好なら脱血不
良にはなりにくいと考えられます。一方、スリルが残る場合はその手前のどこかに分岐血管が
あるため、スリルが良好でも脱血不良になることがあります。

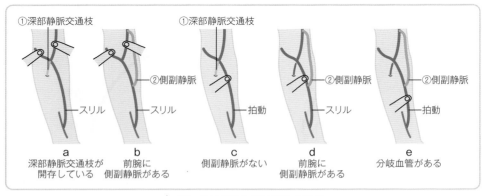

◆ 図　分岐部位と圧迫部位の関係

mini解説

狭窄を調べるには触診が最適

　血管分岐をマッピングできたら、次はどこに狭窄があるかを調べましょう。**狭窄は触診でわかります**。細く見えている部位に狭窄があるとは限りません。また、聴診は広い範囲の音を拾ってしまうため、狭窄部を特定することが困難です。狭窄部をもっともよく知る方法は触診です。ただ、漫然と触診するだけでは狭窄部を知ることができません。

　まず、狭窄があると指にどのような感覚が生じるかを考えてみましょう。図1のように狭窄があると、狭窄部を通過する血流は非常に速くなります。ホースをつまむと、水が細くなって遠くまで届きますね。そのようなイメージです。高速の血流が壁にあたると、壁が振動して、スリルとして感じます。ただ、4本指で触診すると、その感覚があいまいになってしまうので、**1本指で触診してください**（図2）。吻合部近傍は拍動となりますが、突然スリルを触れる部位があります。そこが狭窄部です。

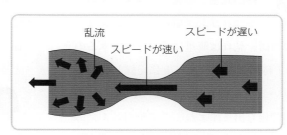

◆ 図1　狭窄があると、通過する血流は非常に速くなる

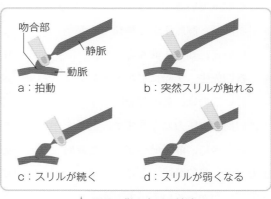

◆ 図2　指1本での触診

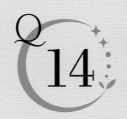

Q14 静脈圧が上昇するってどういうこと？何がいけないの？

✦ 静脈圧は2種類ある

 看護師（早川さん） 透析チャートには静脈圧を記載する場所があります。静脈圧が高くなるとシャントによくないという話を聞きますが、どうしてなのでしょうか？

 春口先生 静脈圧は非常に大切なモニタリング項目です。コンソールの画面を見れば簡単にチェックできるので、1時間ごとにチャートに記録していると思います。静脈圧があまりに高くなると、警報も出ますよね。さて早川さん、静脈圧には**静的静脈圧と動的静脈圧**の2種類あることを知っていますか？

 看護師 静脈圧が2種類ですか？いいえ、知りませんでした。

 春口先生 実際にモニタリングしているのは、動的静脈圧です。これは血液回路内の圧力になります。透析を行っているときに、静脈側へかかる血液回路の圧力です。静的静脈圧とは、穿刺した血管へ実際にかかっている圧力です。

✦ 静的静脈圧と動的静脈圧の違い

 看護師 先生、たとえ話で静的静脈圧と動的静脈圧の違いについて教えてください。

 春口先生 ではまた、水道とホースで考えてみましょう。水栓にホースがつながれていて、地面に水平になっています。ここで、ホースの1ヵ所に穴を開けて、そこに細いストローを差し込むとどうなりますか？

 看護師 ストローに水が上がってきますが、水位はそれほど高くない気がします。

 春口先生 そうです。そこで、ホースの先を指でつまむとホースの圧力が上がり、ストローにも上のほうまで水が上がってきます。この高さが水圧です（図1）。ここからの話はすこしむずかしくなるので、まず図1の状態を基準として考えてみましょう。図1から、指でつまんだ状態はそのままにして、水位を下げるにはどうしますか？

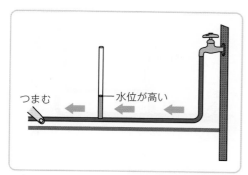

◆ 図1　水量が多く、指で強くつまんだ場合

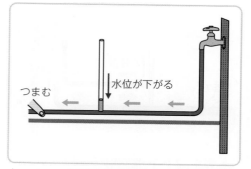

◆ 図2　つまむ程度は同じにして、水量を少なく
した場合

 看護師　蛇口をひねって（絞っ
て）、水の流れを少なくします。

 春口先生　そうですね。流れが少
なくなれば、当然水圧が低下する
ので、水位は下がります（図2）。これは、
狭窄の程度が同じでも、シャント血流量が
低下すると、静脈圧が低下するのと同じこ
とです。それでは水の流れはそのままとし
て、つまむ指をすこしゆるめるとどうなり
ますか？

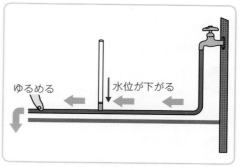

◆ 図3　水量は同じにして、つまみをゆるめた
場合

 看護師　ホースの圧力が低下する
ので、ストローの水位は低くなる
と思います（図3）。

 春口先生　そうですね。つまり逆
に考えると、狭窄が強くなれば静
脈圧が上昇するということです。中枢のシ
ャントの狭窄が強くて、かつ流入する血流
が多いと、静脈圧は高くなります。透析施
行時に静脈にかかる圧ではなく、シャント
そのものが本来もっている圧力を**静的静脈
圧**と言います。すこし不思議に感じるかも

しれませんが、**静的静脈圧は穿刺した針の
太さには依存しません**。

 看護師　透析中にモニタリングし
ているのは、静的静脈圧なのです
か？

 春口先生　そうではないのです。
透析中は血流を回しているため、
圧力はもっと高くなります。ふたたび水道
とホースで考えてみましょう。先ほどのス
トローの横に穴が開いているT字型のス
トローを想像してください。横の穴にホー
スをつけ、そこにもう一つの蛇口から水を

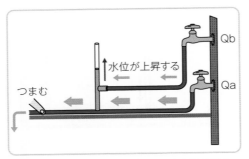

✦ 図4 ストロー横の穴からも水を流す場合
動的静脈圧。ストローにかかる圧力がさらに高くなり、水位は上がる。

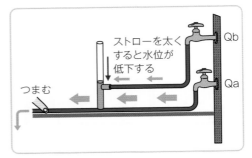

✦ 図5 ストローを太くする場合
動的静脈圧。ストローを太くすると水位は下がる。

流します（図4）。そうすると、ストローの水の高さはどうなるでしょうか？

 看護師　ストローにかかる圧力がさらに高くなるので、水位はもうすこし上がりますね（図4）。

 春口先生　そうです。そのときにどれくらい水位が高くなるかは、ストローの横から流した水の勢いによって変わりますね。**ストローの横から流した水の流れが、つまり血流量（QB）です**。そして、ストローの水位に影響を与えるものがもう一つあるのです。それは、ストローの太さです。ストローを太くすると水位が下がるのです（図5）。これは、なんとなくイメージできますか？

 看護師　はい。とてもよくわかります。

 春口先生　ストローの横から入る水が、ホース（本幹）に入る際に、ストローが細いとそれが阻害されて、圧力が高くなります。これを透析で考えると、

透析中に血液回路を回しているときに相当します。横から加えた水量がQBで、ストローのサイズが返血側穿刺針のサイズに相当します。このときにモニタリングされるものを動的静脈圧と言います。動的静脈圧は、静的静脈圧（シャント血管本来がもつ圧）に血液回路を回すことで生じる圧を加えたものです。**透析中にモニタリングしているのは、動的静脈圧です。**

 看護師　透析中にいつもモニタリングしている静脈圧（動的静脈圧）は、シャント本来の圧力にQBと返血側穿刺針のサイズが影響されたものが加わるのですね。ですが、そうするとシャント本来の状態を知るには、静的静脈圧のほうがよいのではないでしょうか？

 春口先生　もちろんそうです。静的静脈圧を知るには、血液ポンプを止めて、静脈側エアトラップチャンバとダイアライザの間をクランプして、クランプした30秒後に安定した静脈圧を測定し

ます。しかし、このようにして1時間ごとに静脈圧を測定することは煩雑なので、通常は動的静脈圧で代用しています。動的静脈圧でも、十分に役目は果たしているのです。そもそも、同じ患者さんではQBや穿刺針のサイズはほぼ一定ですよね。ですから、静脈圧の変化はシャント静脈の変化と考えてもよいです。すなわち、**動的静脈圧は絶対値よりも変化を見ることが重要です。**

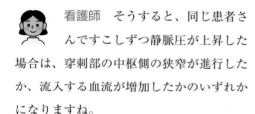 看護師　そうすると、同じ患者さんですこしずつ静脈圧が上昇した場合は、穿刺部の中枢側の狭窄が進行したか、流入する血流が増加したかのいずれかになりますね。

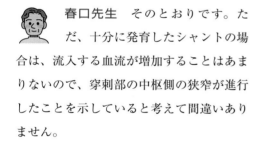 春口先生　そのとおりです。ただ、十分に発育したシャントの場合は、流入する血流が増加することはあまりないので、穿刺部の中枢側の狭窄が進行したことを示していると考えて間違いありません。

 看護師　そういうことだったのですね。いままで何となくわかったつもりになっていました。

✦ 透析ごとに静脈圧が違う原因は何？

 看護師　ところで、静脈圧が透析ごとに違う場合はどう考えたらよいのでしょうか？

 春口先生　針先（留置した外筒の先）の問題かもしれません。外筒が血管壁にあたっていたり、狭窄部に入り込んでいたりすると、その影響で静脈圧が高くなります。穿刺法によって静脈圧は低くなることはありませんが、いくらでも高くなることはあるのです。もちろん、静脈圧が低いからといって狭窄を否定することはできません。狭窄部の吻合部寄りで返血しているときだけ、静脈圧が高くなるからです。

---

column

mmHg の Hg って何？

　Hg とは水銀のことです。圧力を測るのに水だと高さが上がりすぎるので、水銀を使用したときの高さで表します。静脈圧が 30mmHg というのは、針を上がってくる水銀が 30mm、すなわち 3cm の高さになるということです。水銀（Hg）は比重 13.6g/mL で水の 13.6 倍なので、水銀圧 30mmHg は水圧に換算すると 30 × 13.6 ＝ 408mm（約 41cm）になります。血液の比重は水とそれほど変わらないので、実際にシャント血に針を刺した場合は、血液は 40cm 程度の高さまで上がることになります。

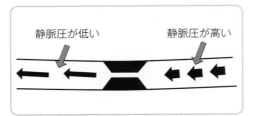

静脈圧が低い　　　　静脈圧が高い

✦ 図6　穿刺部位によって、静脈圧が変わる

看護師　穿刺部位を変えてみて静脈圧がまったく違っていれば、そのあいだに狭窄が疑われるということですね（図6）。そうすると、狭窄の場所を知る手がかりにもなりますね……。あ、そうか！　人工血管で静脈圧の変化が大切だということがわかりました。多くの場合、人工血管の中枢（静脈吻合部）に、狭窄があるからなのですね。

春口先生　そうです！　ですから、人工血管では静脈圧のモニタリングが大切です。

---

*mini*解説

知っているようでよく知らない「静脈圧」

　静脈圧には「静的静脈圧」と「動的静脈圧」の2種類があります。透析中にモニタリングしているのは動的静脈圧です。

　静的静脈圧を上げるものは、①狭窄、②シャント血流量のいずれかです。動的静脈圧を上げる要因は、①返血部より中枢の狭窄、②シャント血流量、③血流量（QB）、④穿刺針の4つです。③、④を変化させなければ、動的静脈圧は狭窄の進行具合とシャント血流量を知るための指標になります。**静脈圧をモニタリングする理由は、返血部より中枢の狭窄の有無とその進行度合いを知るためです。**静脈圧の変化をグラフにしてみてください。すこしずつ上昇している場合は、返血部よりも中枢での狭窄の進行が考えられます。毎回の透析でチェックするだけでは変化に気づきにくいので、グラフを作成して管理することが大切です。

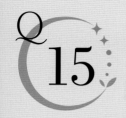

Q15 透析効率が低下している患者は シャントのせいなの？

✦ 血液が再循環すると 透析効率は低下する

看護師（早川さん）　患者の飯島さんの透析効率が低下してきているようです。Kt/V が 1.4 → 1.35 → 1.3 とすこしずつ低下しています。主任からは「シャントの影響があるかもしれない」と言われました。でも、血流量（QB）は 250mL/min できちんととれていて、脱血不良は生じていません。シャント機能が低下したわけではないと思うのですが、何が原因なのでしょうか？

春口先生　Kt/V は患者さんごとに異なりますが、同じ患者さんですこしずつ低下している場合は、何か原因があるものと考えてよいですね。今回はシャントが原因となる透析量の低下について考えてみましょう。設定 QB がとれなくなってくれば、シャント機能が低下しているとわかりますが、とれている場合は再循環を考える必要があります。

看護師　再循環という言葉はたまに聞くのですが、きちんと理解していないかもしれませんので、ぜひ教えてください。

春口先生　字のごとく、再度循環するということです。いったんダイアライザで浄化された血液がそのまま体内に返らず、ダイアライザの手前に戻り、再度ダイアライザを通って循環するということです（図1）。

看護師　そのようなことが起こると、なぜ問題なのでしょうか？

春口先生　尿素で考えてみましょう。いったん浄化された血液内の尿素濃度は、当然浄化する前の尿素濃度よりも低くなります。返血で返された浄化後の血液（尿素濃度が低い）がいったん脱血部に入り、浄化前の血液（尿素濃度が高い）に混ざるとどうなるでしょう。

看護師　濃度が高いものに濃度が低いものが混じるので、脱血部の尿素濃度は、混ざる前より低くなりますね（図2）。

春口先生　同じだけの除去能があるダイアライザでは、除去される尿素の濃度が低くなると、除去される尿素の量が少なくなってしまうのです。すなわ

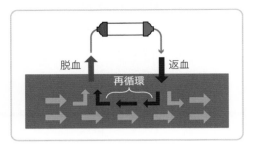

図1 再循環とは

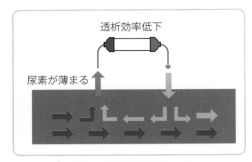

図2 尿素が再循環した場合

ち透析の効率が落ちてしまうのです。再循環する割合が多ければ多いほど、透析効率は低下します。こういう場合は、極端な例を考えればわかりやすいです。返血した血液のすべてが脱血部に流入したらどうなるでしょうか？

 看護師　患者さんの血液は脱血と返血でぐるぐる循環するだけで、血液はまったく浄化されません。なるほど、そういうことなのですね。

再循環になる理由

 看護師　ところで、どのような場合に再循環になりやすいですか？

 春口先生　返血の血液が脱血穿刺部に戻りやすい場合になります。どのようなことが考えられますか？

 看護師　返血の静脈がスムーズに中枢に流れず、そこに血液がうっ滞するときでしょうか？　そうすると、**返血穿刺部中枢に狭窄がある場合**に再循環し

やすそうです（図3）。

 春口先生　そうですね。それが一つのパターンです。ほかにはどのような場合が考えられますか？

 看護師　**脱血と返血の針先が近い場合**でしょうか？　そのときのほうが、血流が戻りやすいと思います（図4）。

 春口先生　そのとおりです。針先の位置が問題になりますので、脱血と返血の向きが違う場合は、再循環になりにくいです。ほかにも原因があるのですが、わかりますか？

 看護師　うーん……、ちょっと思いつきませんね。

 春口先生　**シャントの血流量が低下している場合**に再狭窄となる可能性があります（図5）。たとえば、QB 300mL/min の場合、流入してくる血流量が 150mL/min しかない場合を考えてみます。通常は脱血不良を生じますが、返血した血液のうち 150mL/min をもらえば、脱

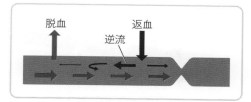

✦ 図3　再循環（返血側の中枢の狭窄）

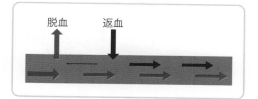

✦ 図4　再循環（脱血・返血が近い場合）

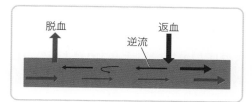

✦ 図5　再循環（シャント血流量が少ない場合）

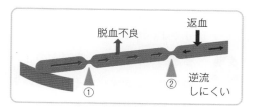

✦ 図6　再循環しにくい場合

血不良なく透析が受けられます。すなわち、半分が返血した血液を再度浄化することになります。このときの再循環率は50％になります。

看護師　こういうことはかなり生じていそうです。このように、脱血部の血流が低下していて、脱血不良になる場合と再循環を生じる場合では何が違うのでしょうか？　脱血と返血の距離でしょうか？　距離が近ければ再循環しやすいし、遠ければ再循環しにくくなりますね。

春口先生　そうですね。一つの違いはそこにあります。もう一つ違いがあるのですがわかりますか？

看護師　むずかしいですね。それ以外に違いがあるのですか？

春口先生　脱血部と返血部のあいだに狭窄があればどうでしょう

か？　返血した血液は脱血部に戻りにくくなりますね。

看護師　確かにそうですね。図6のような場合ですね。

春口先生　そのとおりです。このように2ヵ所に狭窄があっても図6のように穿刺していると、脱血不良にはなりますが、再循環はしにくいですね。シャント機能低下や狭窄を早期に見つけることができます。

看護師　たとえば図6-②の狭窄の手前で返血するとどうなるでしょうか？

春口先生　そうですね。脱血部の末梢に狭窄があれば、その部位の血流は低下していますね。さらに返血の中枢に狭窄があれば、脱血部に戻っていきやすくなります。さらに脱血と返血の針先が

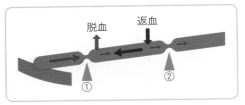

✦ 図7　再循環
（もっとも再循環を呈しやすい場合）

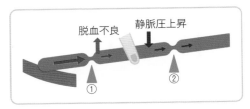

✦ 図8　脱血部と返血部の間を押さえる

近いと戻りやすいです。

　看護師　なるほど、先ほどの3つのパターンがすべてそろっています。再循環率がかなり高くなるのではないでしょうか？　穿刺部をすこし変更するだけで、脱血不良になったり、再循環になったりするのですね。

　春口先生　そのとおりです。図3〜5の3つが合わさった、図7のような場合がもっとも再循環しやすいことがわかるでしょう。

✦ 再循環の有無を確認する方法

　春口先生　脱血部と返血部のあいだに狭窄があれば、2つの針先が近くても、返血した血液は脱血部に逆流しにくいので、再循環は生じません。逆にこのことを応用して、再循環があるかどうかを確認することができます。何か思いつきますか？

　看護師　これを応用するということですね。どうすれば、再循環しているものを脱血不良にできるかというこ

とですね。脱血と返血のあいだに狭窄をつくればよいけれど、どうすればよいのかしら？　そうか、わかりました！　脱血と返血の間を指で押さえて、疑似狭窄をつくったらどうでしょうか？　もし再循環していたら、脱血不良になるはずです（図8）。

　春口先生　素晴らしい！　そのとおりですよ。

　看護師　なるほど。今度やってみますね！

　春口先生　じつは、意外な場合でも再循環は生じます。図9-aを見てください。このような血管で脱血と返血をしている患者さんは多いと思います。実際このような血流であれば、何ら問題はありません。しかし、じつはこの患者さんは2ヵ所が閉塞していたのです（図9-b）。この場合どうなると思いますか？

　看護師　シャント血流の流れを描いてみますね（図9-c）。あれっ!?　この穿刺法では、返血した血液がすべて脱血部に流入することになりますね。かなりの再循環になりそうです。

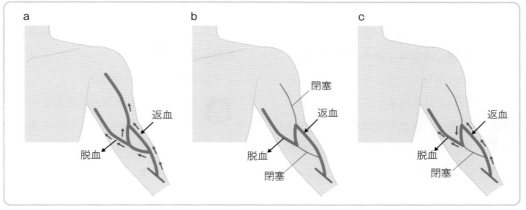

✦ 図9　再循環の例

a：よくある脱血部位と返血部位。b：閉塞が2ヵ所ある場合。c：シャント血流の動き。

春口先生　そうですね。実際にこの患者さんは高度の再循環があり、次第にカリウムやリンの値が高くなってきていました。また、Kt/Vも1.0まで低下しており、著明な透析効率の低下が認められました。このように、**穿刺の位置だけで、再循環がないと決めつけるのは危険です**。この症例は、脱血部と返血部を交換すれば、再循環は解消します。このような症例を防ぐにはどうしたらよいでしょうか？

看護師　きちんとマッピングをすることだと思います。

春口先生　そう、マッピングが大切なのはそういう意味もあります。定期的にエコーでシャントマッピングをして、現在の穿刺法が正しいかどうかをチェックする必要があります。

看護師　そうはいっても、簡単に再循環率を測定できる方法があれば よいのですが……。

春口先生　現在多く行われているのが、**超音波希釈法とブラッドボリューム（BV）計による測定**の2つです。超音波希釈法は、HD02またはHD03という器械（透析モニター）を使います。BV計は、透析コンソールに附属していて（すべてのコンソールではありません）、ボタンを押すだけで再循環率が測定できるのです。ここではそれらの原理については話しませんが、ボタンを押すだけで測定できるのであれば、ときどき測定しておくとよいですね。

✦ 治療が必要となる再循環率

看護師　再循環がよくないことはよくわかりました。ところで、どれくらいの再循環率になったら、治療が必

要なのですか？

春口先生　**10〜15％の再循環率が続く場合は、なんらかの処置**が必要です。しかし、かならずしも治療が必要というわけではありません。

看護師　脱血不良はすぐわかるので、治療につながりますが、再循環は気づくのが遅れて、透析効率が低い状態が続くので、脱血不良よりも問題が大きいですね。BV計がない場合にでも、再循環に早く気づく方法はありますか？

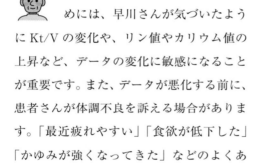春口先生　再循環を早期に知るためには、早川さんが気づいたようにKt/Vの変化や、リン値やカリウム値の上昇など、データの変化に敏感になることが重要です。また、データが悪化する前に、患者さんが体調不良を訴える場合があります。「最近疲れやすい」「食欲が低下した」「かゆみが強くなってきた」などのよくある症状も透析効率が低下したためかもしれません。そのときは「**もしかしたら再循環を呈しているのでは？**」と疑って、シャントを精査することが大切です。

看護師　なるほど、患者さんをていねいにみていくという、基本的なことがここでも大事なのですね。

春口先生　次にデータの変化をよく見てください。リン値やカリウム値が上昇傾向にある場合は、食生活をチェックしますが、そもそもきちんと透析がなされていない場合もあります。

看護師　とてもよくわかりました。ところでどのような治療法があるのでしょうか？

春口先生　場合によって異なります。治療については91ページで紹介します。

再循環が生じていることがわかった場合の対処法

　まず、なぜ再循環しているのかを考えてください。86 〜 87 ページで話した３つのパターン「**返血側の中枢の狭窄**」「**脱血・返血が近い**」「**シャント血流量が少ない**」の可能性が高いですが、88 ページの図７の症例のように、脱血部と返血部の位置の問題もあるかもしれません。このように穿刺部を変更すればよい場合は、とくに治療の必要はありません。たとえば、返血側の中枢の狭窄で再循環を呈しているのであれば、狭窄の中枢に返血すれば、さしあたって再循環なく透析が行えます。脱血と返血が近い場合は、それぞれの穿刺部の距離をとるようにしたり、脱血を吻合部方向に穿刺したりすることで再循環が消失することもあります。

　穿刺方法で解決できない場合は、狭窄部の経皮的血管形成術（PTA）が有効です。脱血部の血流量を多くしたり、返血がスムーズに中枢に流れるようにしたりして、再循環を阻止できます。

　もっとも大切なのは、再循環を呈さないことですが、そのためには血管のマッピングが大切です。88 ページの図７のような症例は、マッピングをすれば気づくことができます。血管分岐や見えない閉塞、そして狭窄部を知っておけば、シャント血の流れかたを推測することができます。そうすれば、穿刺する前に再循環を回避することができますね。

なぜ穿刺しやすいシャントと穿刺しにくいシャントがあるの？

✦ 穿刺の成否を決めるポイント

 看護師（早川さん） 私は穿刺がそれほど苦手ではないのですが、なぜか失敗する患者さんがいます。患者さんはやさしいので、「私は大丈夫よ、気にしないで」と言ってくれますが、私は気にしてしまいます。触った感触ではそれほどむずかしいとは思わないのですが、どうしてでしょうか？

 春口先生 シャントでいちばん悩むのは、やはり穿刺ですよね。太くなったシャント血管を穿刺するので細い血管の採血より簡単そうですが、かならずしもそうではありませんね。今回は、穿刺ミスはどうして生じるのかを考えてみましょう。穿刺ミスの原因は何だと思いますか？

 看護師 やはり、穿刺する側の技術が足りないからだと思います。

 春口先生 そうですね。確かにそれもあります。透析室には「神」とよばれるような穿刺のプロがいる一方、まだ新人のうちは簡単な血管の穿刺にもミスをすることがあります。穿刺技術の習得にはたくさん穿刺することが必要ですが、患者さんにとっては実験台にされて、ミスされたのではたまりません。

 看護師 穿刺するからには、失敗したくありません。患者さんから、「あの看護師は穿刺がへただから、私の穿刺はさせないでね」などという声が聞こえてくると、やはり落ち込みます。

 春口先生 確かに多く穿刺すれば、だんだんうまくはなってきますね。とてもセンスのある人だと、新人でもあまりミスなく穿刺しています。いったい何が違うのでしょうか。

 看護師 うーん……、視診や触診の精度でしょうか？

 春口先生 穿刺がうまくいくかどうかは、穿刺する前にほとんど勝負が決まっています。**血管をいかに正確にイメージできるかが大切です**。それには視診と触診（とくに触診）が重要なポイントとなります。触診で血管の位置、走行、深さ、広がり、血管壁の厚さをイメージしてください。多くの血管は触診のイメージと

それほど違いませんが、なかにはそうでない人もいます。**じつはもっともむずかしいのが、血管の深さなのです。**

 看護師　えっ!? 血管の深さが穿刺を左右するのですか?

 春口先生　図1を見てください。この血管は内膜が非常に厚く、血管腔はかなり深い位置にあります。ただ、触診した場合は、前壁までの深さしかイメージすることができません。このような血管は、いくら深く穿刺してもなかなか血管腔に針が到達しません。ですから、正しい方向に進んでいるかどうか、疑心暗鬼になってしまうのです。このような血管は、触診だけで深さを知ることができないので、エコーで確認しておくとよいでしょう。

✦✦ 穿刺が困難なときに確認すべきこと

 看護師　確かに図1のような場合は、正しい方向に進んでいても、深く刺しすぎたと心配して、針をいったん抜いてしまうかもしれません。また、押しても抵抗があると、深く留置できないのです。

 春口先生　**穿刺困難には、内針が入らないものと、外筒が進まないものの2種類があります。** 先ほどの内膜肥厚が著明な患者さんは、内針が入りにくいパターンです。これに似ていますが壁在血栓がある場合も、触診の感覚と実際の血管

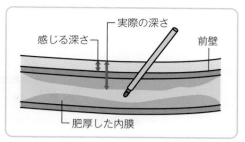

✦ 図1　触診でイメージできる深さと実際の深さ

内腔のイメージには差があるので入りにくくなります。

 看護師　なるほど。触診の感覚だけでは実際の深さがイメージできないのですね。

 春口先生　もちろん、血管が細い場合や非常に深い場合はむずかしくなりますね。血管が深い場合は、現在穿刺しようとしている静脈と針先の位置が違うこともあるので、穿刺する先の静脈をイメージすることが大切になります。また、血管の張りが悪い場合も入りにくいです。血流量が少ないので、いくら駆血しても血管が「パーン」と張ってくれません（図2-a）。そうすると、穿刺針が前壁を貫けず、後壁にくっついてしまいます。針が前壁を貫いたときには、後壁も一緒に貫いていることになるのです（図2-b）。

 看護師　上腕橈側皮静脈に返血する場合は、こういうことがよくあります。

 春口先生　そうですね。シャント血の多くが尺側に流入していて、

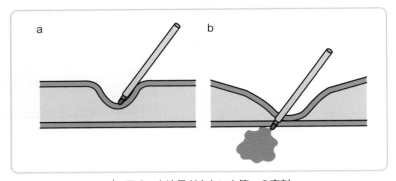

✦ 図2　血流量が少ない血管への穿刺
a：張りの悪い血管。b：前壁とともに後壁も貫いている。

上腕橈側皮静脈の血流が低下していると、そうなりやすいです。シャント血流量が少ないと、前腕でもこのようなことが起こりえます。穿刺ミスをしたくないからといってゆっくり穿刺すると、なおさら針の切れが悪くなり、このようなことが起こりやすくなります。**血管のイメージがついたら、ある程度、思いきって穿刺することも大切です。**

✦ 外筒が進まない理由

　看護師　外筒が進まないのはどうしてなのでしょうか？

　春口先生　いろいろなことが考えられます。血管内に内針が入っていても外筒までしっかり入っていない場合は、外筒が壁に引っかかって進みにくくなります。もちろん逆血があっても5mmぐらい針を進めてから内針を抜いていると思いますが、それでも外筒が入らない場合も

あるのです。

　看護師　えっ!?　それはどういうことでしょうか？

　春口先生　先ほどの場合に似ていますが、血管の張りが悪いと、内針が入ったまま針を5mm程度進めても壁が押されるだけで、外筒は血管壁にとどまってしまいます（図3）。そのため、外筒が血管内に入ったという感覚を覚えておいて、外筒がしっかり入ってから内針を抜くという習慣をつけることが大切です。外筒が血管内に入っても、さまざまな困難が待ち受けています。それは血管の形態によるものが大きいです。穿刺する部位には気を使っていると思いますが、外筒の先が届くところの血管についてはどうでしょうか？

　看護師　正直、それほど気にしていないかもしれません。とにかく血管内に外筒を入れることが先決なので。

　春口先生　穿刺する部位がベストであっても、外筒が留置される部

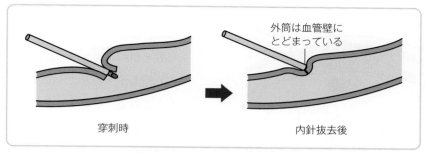

外筒は血管壁に
とどまっている

穿刺時

内針抜去後

✦ 図3　張りが悪い血管への穿刺

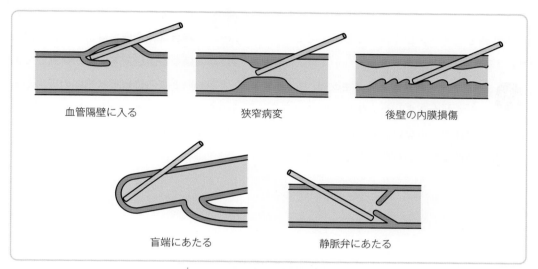

血管隔壁に入る

狭窄病変

後壁の内膜損傷

盲端にあたる

静脈弁にあたる

✦ 図4　血管で外筒が進まない原因

位がベストであるとは限りませんね。外筒が進まない原因を図4に示します。このうち、隔壁や静脈弁は触診では知りえないことです。ですから、どうしても外筒が進まない場合は、エコーで確認することが重要となります。

　看護師　図4を見ると、どれもありがちな感じがします。

　春口先生　また、<mark>血管が皮膚に近づいてくる部位なのか、遠ざかる部位なのか</mark>を知っておくことも必要です。図5は、どちらも皮膚との成す角は30°ですが、皮膚に近づいてくる血管を穿刺すると、外筒が後壁にあたりやすくなります。一方、遠ざかる場合は、最初の穿刺角度が維持されるので、血管の真ん中に外筒が位置します。とくに肘窩で穿刺するときは、

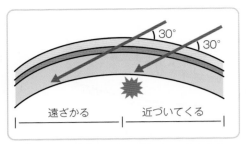

◆ 図5　皮膚と血管の位置関係と穿刺方向
　近づいてくる血管と遠ざかる血管。

遠ざかる　　近づいてくる

その状態をイメージしておくことが大切です。

 看護師　ありがとうございます。よくわかりました。穿刺ミスについては、内針が入らないからなのか、あるいは外筒が進まないからなのかをまず把握

しておくことが大切なのですね。穿刺ミスには、確かに技術の問題もあるけれど、もともと穿刺に適さない部位もあったのですね。失敗が多いところにはなんらかの理由があるので、穿刺部位を変更することも大切だと思いました。また、血管の形や走行だけでなく、血流量も関係があることがわかりました。

 春口先生　そうですね。**ミスした場合は、全部自分のせいだと決めつけないほうがよいです**。誰が穿刺してもむずかしいところにはそれ相応の理由があるので、エコーでチェックしておくことが大切になります。

---

*mini*解説

穿刺ミスの原因を考えよう！

　穿刺ミスには、内針が入らないものと、外筒が進まないものの2種類があります。内針が入らないものとして、表に示します。また、外筒が進みにくいものは95ページに示したような血管の変化が考えられます。大切なのは、ミスをしたときにその原因を追究することです。

◆ 表　内針が入らない原因

血管の問題	・細い ・深い ・壁が厚い ・壁が硬い
血流の問題	・血流量低下 ・側副静脈へ逃げている
技術的な問題	・血管と正対していない ・駆血が弱い ・血管のイメージ不良 ・穿刺の癖

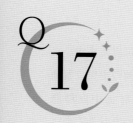

Q17 マッピングは必要なの？

✦ シャントマッピングは何のために行う？

 看護師（早川さん） 先生、最近、シャントマッピングをするとよいと聞きますが、透析するだけなら、脱血部と返血部の血管がわかって、脱血不良や静脈圧がなければ問題ないことが多いです。そういう患者さんではとくにマッピングが必要とは思わないのですが……？

 春口先生 確かに早川さんの言うことも一理あります。シャントは透析するための道具であり、目的を達する

ことができればよいのです。

 看護師 それでは、どうしてマッピングが必要なのでしょうか？

 春口先生 まず、臨床検査技師の荻原さんが作製したシャントマッピングを見てみましょう（図）。

✦ いま生じている現象の原因がわかる

 看護師 さすが荻原さんですね。まるでそこに血管があるかのように描かれています。

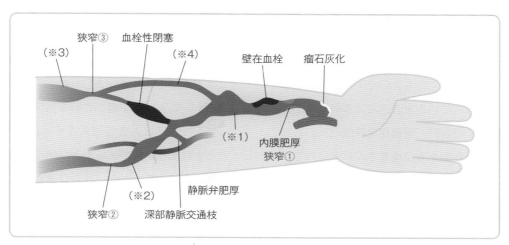

✦ 図 シャントマッピング

春口先生　そうですね。美しいです。私は絵心がないので、こんなに上手には描けないですが、ここまできれいに描かなくても、マッピングの意味はあります。さて、このマッピングからまずシャント血がどのように流れているかを考えてみましょう。まず吻合部から内膜肥厚のある狭窄部を通って、肘近くまで行きます。そこで、橈側皮静脈と肘正中皮静脈に分岐しますが、橈側皮静脈が血栓性閉塞となっています。そこで肘正中皮静脈に流れるのですが、その途中で深部静脈交通枝から一部の血流が深部静脈に流入します。そして、肘正中皮静脈に流入しますが、その中枢に軽度の狭窄を認めます。

 看護師　はい。このマッピングを見るとシャント血の流れがよくわかります。

 春口先生　橈側皮静脈はどうなっていますか？　血栓性閉塞となっていますが、さらに橈側の皮静脈からすこしシャント血が流入していますね（図-※4）。この静脈を副橈側皮静脈と言います。名前は覚えなくてもよいですが、結構この静脈をもっている患者さんは多いです。

 看護師　副橈側皮静脈……。この静脈をもつ患者さんは多いのですね。

 春口先生　そして上腕を見ると、橈側皮静脈はとても太いですがその手前に強い狭窄があって、あまりシャント血は流入していないように思えます。

 看護師　いつも前腕の中央で脱血して（図-※1）、肘正中皮静脈（図-※2）に返血していたので、こんなに複雑になっているとは思いませんでした。

✦ どこに穿刺すればよいかがわかる

 春口先生　では、ほかに穿刺している場所はありましたか？

 看護師　穿刺の上手な人は上腕の橈側皮静脈（図-※3）で返血していましたが、私は、苦手でした。血管の前壁を針で通過させて、血管内に到達するのがとてもむずかしかったです。そして、先ほど教えてもらった、副橈側皮静脈（図-※4）で脱血している臨床工学技士もいます。瘤に穿刺し続けると、よくないからということでした。この血管はすこし細いので、私は穿刺していませんでした。

 春口先生　そうですね。いくつか穿刺できるところがあります。シャントマッピングというか、この血管マッピングを見てどう思いましたか？

 看護師　穿刺している部位以外のことはあまり知らなかったです。たとえば壁在血栓があるとか、肘の橈側皮静脈に血栓があるとか、または返血している肘正中皮静脈の中枢に狭窄があることも知りませんでした。

春口先生　では、そのうえで、現在の穿刺法で何か気づくことはありましたか？

看護師　まず、吻合部のすこし中枢に内膜肥厚による狭窄があります（図-狭窄①）。この狭窄が進行すると、脱血不良になりそうです。

春口先生　そうですね。**脱血の吻合部寄りの狭窄が進行すると、シャント血流が低下して、脱血不良となります**。この患者さんは、いまのところ上腕動脈血流量が600mL/minありますので、血流量（QB）250mL/minの脱血が可能です。狭窄が進行して、おそらく400mL/min以下になると、脱血は困難になると思います。

✦ 将来が予測できる！

春口先生　さて、ほかに気づくことはありますか？

看護師　返血の中枢に狭窄があります（図-狭窄②）。この狭窄が進行するとシャントのスリルが低下すると思いますので、シャントスリルをチェックしておくことが必要です。

春口先生　そうですね。定期的に触診して、シャントスリルの変化を見ることは重要です。しかし、この患者さんの場合、肘正中皮静脈中枢の狭窄がさらに進行してもあまりスリルは変化しない

可能性があります。

看護師　えっ!?　そうなのですか？　どうしてでしょうか？

春口先生　その手前で深部静脈交通枝から深部静脈に流入しているからです。狭窄が進行しても、深部静脈に良好に流入すれば、スリルはあまり低下しない可能性が高いです。

看護師　なるほど！　この静脈の存在は大切ですね。そうすると狭窄が進行しても、なかなか気づけないかもしれませんね。

春口先生　返血中枢の狭窄が進行してきたときはどのような症状が生じますか？

看護師　静脈圧上昇ですね！　現在の静脈圧は130〜150mmHgで、すこし高いかな？　という程度です。静脈圧をチェックしておく必要があるのですね。

春口先生　**グラフにしておくと、静脈圧の上昇のスピードなどがわかるので、よりよいですね**。現在の静脈圧よりあきらかに高くなったら、エコーで狭窄の進行具合を見てください。

看護師　マッピングからいろいろなことがわかるのですね。現在は問題がなくても、将来問題になりそうなところがわかるので、先手を打って検査ができます。

✦ 穿刺がむずかしい部位が あるのはなぜ？

 春口先生 ところで先ほど、上腕の橈側皮静脈（図-※3）の穿刺がむずかしいと話していましたが、このマップで何か気づくことはありますか？

 看護師 手前に強い狭窄があって（図-狭窄③）、あまりシャント血が流入していないようです。だから、穿刺がむずかしかったのですね。

 春口先生 そうですね。駆血してもあまり血管が張らず、針が前壁を貫くことがややむずかしい印象です。

 看護師 でも、難なく穿刺している臨床工学技士もいます。なぜでしょうか。

 春口先生 十分に駆血して、素早く穿刺しているのだと思います。このような静脈は、ゆっくり穿刺すると、前壁が落ち込むだけで針先が内腔に入りにくいのです。早川さんは、苦手意識があって、慎重に穿刺していたので、なおさらむずかしく感じたのだと思います。ところで、副橈側皮静脈（図-※4）に穿刺していた臨床工学技士は、何か話していましたか？

 看護師 確か、止血時間が長いということを話していました。

 春口先生 止血時間について、マップから何か気づくことはありま

すか？

 看護師 図-狭窄③があるからですね。流入した血流に見合うだけの流出路がないため、シャント血管の内圧が高くなっているのだと思います。こうやって考えると、現在生じているほとんどの現象が、マッピングからわかりますね。

 春口先生 そうです。マッピングをすると、「**将来どのようなことが起こりそうか**」また、「**現在生じている症状の理由は何か**」がわかります。これで、マッピングが重要であることがわかりますね。

 看護師 よくわかりました。ところで、マッピングするにはエコーの技術がないとダメですか？

 春口先生 そうですね。このようなマッピングはエコーが必要です。ただ、大体の血管の構造は見てわかることが多いです。見えない血管も、触診で知ることができます。狭窄を触診で知る方法は以前、話しましたね（55ページ）。**まずは、視診・触診で大まかな血管マッピングをしてください**。その後、エコーで答え合わせをするとよりよいです。

 看護師 わかりました。さっそく明日から1日1人ずつからでも、マッピングしてみます。

mini 解説

シャントマップはまずつくることに意味がある！

　「シャントマップをつくろう」という話は、よく聞くと思います。ただ、実際にマップをつくる段階になると、「いったいどこまで描けばよいのか？」「自分のマッピングが正しいのか？」「エコーは必要ないのか？」といった疑問が出てきます。確かに、最終的には正しいマップをつくらなければなりません。それにはエコーが必要です。でも大切なのは、見たり触ったりして「どのような血管の構造になっているか？」「どこに多く流れているのか？」「狭窄や閉塞部はないか？」「穿刺部はどうなのか？」ということを知ろうと努力することです。

　本書をよく読んで培った知識と技術を総動員すれば、マップをつくることができます。また、マップをつくる過程で、その技術がより正確になっていきます。そこにシャントマップをつくる意味があります。どうしてもわからないところは、そのままにしておいてよいです。そして、最終的にエコーで答え合わせをします。

　実際につくったマップの使い方は 97 ページで話しました。ここで大切なのは、第 1 に、**いま生じている現象の原因を突き止める**ことです。「脱血不良の原因は何か？」「静脈圧の原因は？」「止血困難はどうして生じているのか？」などです。第 2 に、**現在生じているけれど、気づかないことはないか**、ということです。とくに再循環は気づきにくいですが、マップをもとにして考えれば、再循環の可能性に気づくことができます。これは、91 ページでも話しました。第 3 に、**将来生じる可能性のあることは何か**を知ることです。「脱血不良になる可能性はないか？」「閉塞の危険性はないか？」「静脈圧上昇はどうか？」などです。その可能性を知っておくことで、早期に対処が可能になります。

　このように、**シャントマップはまずつくることそのものに大きな意味があります**。また、それを見て考えることで、現在から未来にわたって、さまざまな情報をひき出すことができます。ぜひ、シャントマッピングに挑戦して、それを活用してください。

自己血管内シャント（AVF）の発明は腎不全治療史の節目

　現在の自己血管内シャント（AVF）の礎を築いたのは、チミノです。1966年には、現在と
ほぼ同じ形のAVFの作製に成功しました。じつは、チミノは、血液透析のパイオニアになろ
うと思ったわけではなく、ニューヨーク大学を卒業したのち、肺生理学の分野でキャリアを積
もうと考えていました。1950年代には腎臓学の専門医はほとんどいなかったので、腎臓学に
進むことは考えていなかったのですね。しかし、研修医を終え、自分が育ったブロンクスに戻
ろうと思ったとき、退役軍人病院から「透析室開設にかかわってくれないか？」と頼まれまし
た。チミノは迷った末、慢性透析プログラム確立を条件に、この仕事を引き受けました。この
ように半ば誘惑に負けた格好で、腎臓の領域に進みました。そのころ、透析患者はスクリブナ
ーによって考案された外シャントで透析を受けていました。しかし、スクリブナー・シャント
はチューブが外れることが多く、血液凝固、皮膚壊死、出血、感染症などに悩まされていまし
た。シャントを失った人は、自分の命綱が切られたように感じ、しばしば深刻なうつ状態に陥
ったのです。チミノは、医学部時代にベルビュー病院の血液バンクで瀉血係をしていたときの
ことを思い出し、「大きく膨らんだ静脈をもつ患者の静脈に針を刺してみたらどうだろう」と考
えました。研修医としてやってきたDr.ブレシアらとともに、静脈から静脈への透析法を何人
かの患者に試しましたが、透析に必要な250～300mL/minの血流を維持できるのは、患者
が水分過多かうっ血性心不全のときだけでした。これでは、継続的に透析治療を行うことはで
きません。「どうしたら十分な脱血ができるだろうか？」と考えていました。ある日、チミノは
朝鮮戦争で傷害性の動静脈瘻ができた患者は、採血が簡単だったことを思い出し、「外科的に動
静脈瘻をつくって、静脈に穿刺したらよいのではないか？」という考えに至ったのです。外シ
ャントとして体外のチューブでつないでいた動静脈を、体の中で直接つなぐという発想です。い
まではあたり前に使用しているAVFが誕生した瞬間でした。

　チミノがAVFのアイデアを話したとき、外科医のアペルもブレシアと同様に、「この技術を
ぜひ試してみたい」と思ったそうです。しかし問題がありました。AVFは過剰な血流が生じる
ため心臓への負担があり、心負荷が続けば患者の命にかかわるかもしれないことです。しかし、
AVFを試さなければ患者は絶望的な状況に陥ってしまうのです。そして1例目のAVF作製を
行いました。AVF作製後も、患者の心機能は安定していて、次第に安全な方法であることがわ
かってきました。1966年4月、チミノは「第12回米国人工臓器学会」で14人の患者を対
象にした結果を発表しました。しかし、当初、聴衆はまったく無関心でした。1968年にチミ
ノが欧州諸国を講演旅行した後、ようやくAVFは欧州で広く受け入れられ、徐々に世界中で
試されるようになり、スクリブナー・シャントがAVFに置き換えられてきました。AVFを考
案・実用化したことは、末期腎不全治療の発明の歴史における大きな節目でした。

シャントトラブル・治療のギモン

Q18 なぜPTAをくり返すの？

✦ シャント静脈が 細くなるのはなぜ？

 看護師（早川さん）　患者の土田さんは、また経皮的血管形成術（PTA）をしなければならないと言っています。最近は3ヵ月ももたなくなってきて、2ヵ月おきになり、もう10回はPTAをしています。どうにかならないのですかね。

 春口先生　そうですね、確かに何回PTAをしても、すぐ細くなってしまう患者さんがときどきいますね。今回は、狭窄の治療について説明しましょう。まず、どうして太くなったシャント静脈が細くなってしまうのか、不思議に思いませんか？　血流が増えるので、どんどん太くなるのならわかりますが。

 看護師　はい。前から不思議に思っていました。そして、細くならない患者さんもいるし……。いったいどういうことなのでしょうか？

 春口先生　それでは、一度シャントから離れて、川にたとえて考えてみましょう。ゆっくり流れている川を思い描いてください。通常の静脈がその川だ

 とすると、大量の雨が降り、濁流となった状態がシャントです。濁流になると、川底や石、川の側面に強い流れがあたり、泡立ちますよね。それが乱流なのです。液体はある一定以上に流れが速くなると乱流となります。水道も蛇口をいっぱいにひねると白っぽくなり、水が散りますね。これも乱流です。乱流を生じて勢いの強い血流が血管壁にあたると、どのようになると思いますか？

 看護師　血管壁が押されるので、血管が太くなると思います。

 春口先生　そうですね。川の流量が多くなると、川が太くなります（図1-a）。ただ、それだけではないです。濁流となった川が堤防を破壊して洪水害とならないためには、堤防を強化したり、高さを上げたり、または土嚢を積むなどが必要になりますね（図1-b、c）。

 看護師　はい。確かにそうですね。それはイメージできます。

 春口先生　血管も同じことです。血管壁に強い乱流が生じるところは、血管を厚くして守るのです。それが過

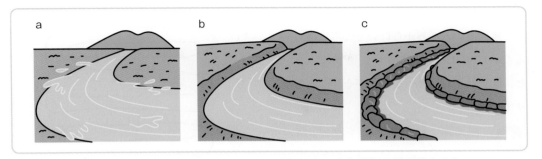

✦ 図1　シャント血流を川にたとえる：血管壁に強い乱流が生じるとどうなる？

a：川が太くなる（血管が太くなる）。b：堤防をつくる（血管壁が厚くなる）。c：土嚢を積む（血管内腔が細くなる）。

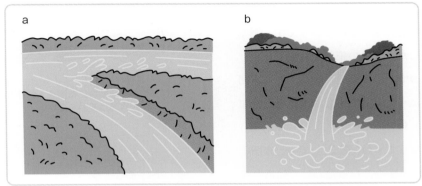

✦ 図2　シャント血流を川にたとえる：血管壁が肥厚しやすい場所
a：枝分かれ（分岐部）。b：滝つぼ（吻合部）。

剰になると、結果的に血管内腔が細くなってしまうのですね。

 看護師　なるほど。シャントそのものが、血管を細くしてしまう原因となっているのですね。

✦ 血管壁が 肥厚しやすい場所

 看護師　ところで、そのように乱流が生じて、血管壁が肥厚しやすい場所はあるのですか？

 春口先生　では、また川を考えてみてください。どのようなところに乱流が生じますか？

 看護師　流れの速いところですね。それからカーブしているところや障害物があるところも乱流になると思います。

 春口先生　血管も同じです。そのほか、分岐しているところも乱流が生じます（図2-a）。でも**いちばん乱流となりやすいのは、吻合部なのです**。吻合

部は滝つぼのようなものです（図2-b）。滝は、水が高いところから低いところに落ちるために現れるものですが、血管でいうと、動脈から静脈のつなぎ目がそれにあたります。

 看護師　そういえば、シャント吻合部の近くに狭窄が生じやすいですね。PTAをするということは、その肥厚した壁を外に押しつけるということですか？

 春口先生　そのとおりです。肥厚した血管壁の細胞を除去するわけではないので、その細胞は残ります。布団圧縮袋のようなものです。ふっくらした布団を袋に入れて、中の空気を抜くと、ぺったんこになりますね（図3）。でも、布団そのものの何かがなくなったわけではありません。PTAも同じです。

 看護師　そうすると、PTA後、しばらくするともとの状態になってしまうのですね。

 春口先生　そうですね。多くの患者さんではそのようなことになります。また、PTA後は局所に炎症が生じますが、炎症部位が修復する過程で、細胞が集まり増殖します。そうすると、PTA前よりも血管壁が厚くなってしまうのです。

 看護師　なるほど。布団が1枚増えたようなものですね。

 春口先生　そうそうそのとおり。うまいたとえです！　座布団1枚

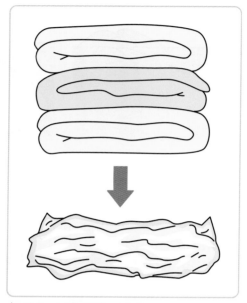

✦ 図3　布団圧縮袋に布団を入れると圧縮されるが容量は変わらない

差しあげましょう。

 看護師　あら、逆に1本とられましたね（笑）。それでは、PTAをした後、完全に広がったままになることはないのですね。

 春口先生　それは、患者さんの体質にもよります。たとえば、皮膚を切開したときにケロイドになる人と、傷跡がほとんどわからない人がいますね。血管も同じように、傷害を受けたときの反応が違います。

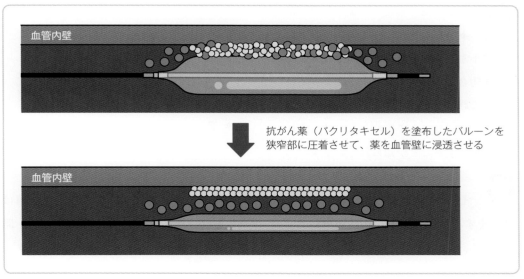

血管内壁

抗がん薬（パクリタキセル）を塗布したバルーンを
狭窄部に圧着させて、薬を血管壁に浸透させる

血管内壁

図4　drug coated balloon（DCB）

内膜を厚くしない方法

看護師　そういうことなのですね。でも、内膜を厚くしないような方法はないのですか？ たとえば、何か薬剤を注入するなどして。

春口先生　PTAを行ったのち、局所に炎症反応が生じ、白血球や血小板などが集まってきます。するとそこから増殖因子が放出され、細胞が集まって増殖してしまうのです。ですから、炎症を抑える薬剤や増殖を抑制する薬剤を投与することは、以前より行われていました。

看護師　そうなのですね。もうすでに行われているのですね。

春口先生　そのなかで、現在もっとも有効なものは、抗がん薬（パクリタキセル）を塗布したバルーンを狭窄部に圧着させて、薬を血管壁に浸透させる方法です。このバルーンは、**drug coated balloon（DCB）** とよばれています（図4）。薬剤を全身投与するよりも、標的部位に直接作用させることができるので、効果的なのですね。

看護師　ところで、なぜ抗がん薬を使用するのですか？

春口先生　抗がん薬はもともと細胞の増殖を抑制する作用があります。そのなかでも以前から下肢の動脈や冠動脈にはパクリタキセルが使用されていました。最近、シャントの狭窄にも使用できるようになったのですよ。

看護師　なるほど。いまはシャントの狭窄にも使えるのですね。

春口先生　また、**ステントグラフト**（図5）といって、ステントにグラフトが巻きつけられたものも人工血管の静脈吻合部に使用できるようになっています。これを使えば、肥厚した内膜は完全にステントグラフトで覆われるので、開存期間が延長することが知られています。

 看護師　それは、楽しみですね。そのような方法で、すこしでもPTAをする期間が延びるとよいのですが。

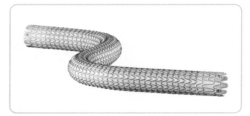

✦ 図5　ゴア®バイアバーン®ステントグラフト
（日本ゴア合同会社より許可を得て掲載）

 春口先生　土田さんも、次回はDCBを使用する予定ですので、開存期間が延長することを期待しています。

---

column

シャント管理にも数値化は必要

　シャントは、人の感覚で状態を推測することができます。しかし、自信がもてないこともありますよね。感覚だけでその状態を知ることはむずかしいかもしれません。それでは、どうしたらよいでしょうか？　一つよい方法があります。それは、可能な限り数値化することです。

　たとえば、瘤を考えてみてください。次第に大きくなったような気がするけれど、そうでないかもしれない……と思うことはよくありますね。そのような場合は、数値化するのがいちばんです。定期的にノギス（厚さや径などを測定する測定器）で瘤のサイズを測定しておくとよいでしょう。じつは、数値そのものはたいして役に立たないことが多いです。シャント静脈圧はその典型です。毎透析時にはかならず静脈圧を測定しますが、なんとなく見ていても「すこし高いかな？」という程度にしか思えないかもしれません。そういう場合は、グラフにしてみましょう。若干上がり下がりはありますが、たとえば2ヵ月でみると、あきらかな傾向を見てとれることが多いです。エコーも数値化するにはとてもよいツールですね。とりあえず上腕動脈血流量だけでも3ヵ月に1回程度は測定しておくとよいでしょう。

シャント静脈は狭窄が避けられない？

　シャント静脈は、狭窄を生じる運命のようなものがあります。良好なシャントは、多くの血流が流れます。そうするとそこの血管に強いストレスがかかるのです。もともと静脈の血流は少ないので、血管壁にかかるストレスは少ないのですが、10倍以上の血流が生じると、血管壁には強く圧がかかります。とくに血管吻合部付近のストレスは強いです。

　ストレスが血管傷害をひき起こし、内膜肥厚となって血管を守ります。これが続くと血管内が細くなります。そこに経皮的血管形成術（PTA）を行うと、血管が無理やり拡張することで生じる炎症が起点となり、さらに、血管傷害が生じるという悪循環があるため、シャント狭窄はくり返し起こるのです（図）。

　たとえば、下肢動脈のPTAでは、PTAによる血管傷害はありますが、その後は生理的な血流に戻るため、血流による血管傷害はほとんど生じません。したがって、PTA時の血管傷害から炎症、細胞増殖といったプロセスをブロックすると、長期開存が望めます。しかし、シャントは血管が拡張するとシャント血流が増加して、血管傷害をひき起こすというジレンマがあるのです。それが、下肢や冠動脈のPTAがシャントのPTAと異なるところです。**107ページ**で説明したように、パクリタキセルを塗布したバルーンで、PTAによってひき起こされる炎症や細胞増殖は抑制することができます。そのため、ある程度の開存効果はあります。

　シャントを作製したら、できれば治療することなく一生を終えたいと思います。ただ、シャント血流がある限り、狭窄はどうしても避けられません。狭窄のたびに新しくシャントをつくると、静脈をどんどん消費してしまいます。**限りある静脈を温存するためには、PTAが必要です**。したがって、なるべくPTAをする回数を少なくして、シャントを維持できる方法をこれからも模索していかなければなりませんね。

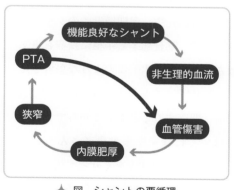

✦ 図　シャントの悪循環

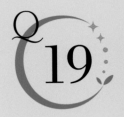

Q19 PTAと再作製手術は どのように決めているの？

シャント再作製手術が 減った理由

看護師（早川さん） 先生、最近、経皮的血管形成術（PTA）が多くなり、以前のようにシャントの再作製手術が減ったと聞いているのですが、本当なのですか？

春口先生 本当です。やはり**シャントのインターベンション治療が進歩、普及した**ことが関係しています。また、シャント管理がよくなり、閉塞する前に治療することが多くなったので、PTAで治療することが増えました。

看護師 どのような患者さんが多いですか？

春口先生 手関節近くのシャントで、**吻合部すぐ中枢に狭窄を来す患者さんが多い**です。このような患者さんには、まずPTAを施行します。1回のPTAで長期に開存することがあるからです。なかにはすぐに狭窄を来す患者さんもいます。3ヵ月以内にPTAをくり返す場合、いままでは、中枢での再建術を考慮しましたが、最近使えるようになったdrug coated balloon（DCB）は、かなり有効です。これは以前、お話ししましたね（107ページ）。

看護師 薬剤溶出性のバルーンですね。最近使用した患者さんが、PTAの間隔が長くなったと喜んでいました。

春口先生 ですから、一度はDCBを使用して、開存期間が延長するかどうかを確認します。開存期間が2倍以上延長する場合は、もう一度使用することもあります。

看護師 そうすると、中枢で再建する患者さんはどんどん少なくなってきたということですか？

春口先生 そうですね。しかしDCBを使用しても開存期間があまり延びない患者さんは、中枢での再建を考慮します。手関節部で作製したシャントは、すこし中枢で再建しても、穿刺部も変更することなく透析が続けられますので、いまでも中枢でシャントを再建することは有用なのです。

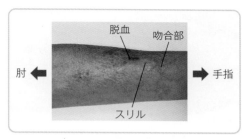

図1 脱血部末梢の狭窄

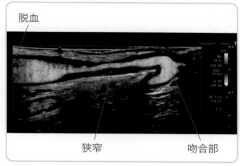

図2 PTAをくり返す患者のシャントの状態（エコー）

✦ シャント再作製手術ができないのはなぜ？

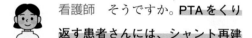看護師　そうですか。**PTAをくり返す患者さんには、シャント再建術が行われる**のですね。ただ、患者の小山さんは、いままで10回以上PTAを施行しています。DCBの効果もそれほどないのですが、どうして再建術を行わないのですか？

春口先生　そうですね。まずは診察してみましょう。どのような所見がありますか？

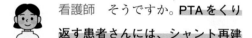看護師　シャント吻合部は拍動様ですが、そのすこし中枢、脱血部すぐの末梢部にスリルを感じます。おそらくここに狭窄があるのだと思います（図1）。

春口先生　エコーで確認してみましょう。確かにその部位に直径0.9mmの狭窄を認めますね（図2）。前回と同じ部位です。上腕動脈血流量も320mL/minに低下しています。まだ脱血不良とはなっていませんが、そろそろPTAが必要かもしれませんね。さて、この患者さんにシャントを再建するとき、どのあたりに皮膚切開を置くと思いますか？

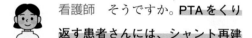看護師　ちょうど脱血しているあたりだと思います。

春口先生　そうですね。それが問題なのです。シャントを中枢で作製するには、静脈をある程度剝離して、動脈に近づける必要があります。そうすると、現在の脱血部に穿刺できなくなってしまうのです。

看護師　小山さんの脱血部は太くて穿刺しやすいので、そうするとその中枢で脱血しなくてはならなくなります。

春口先生　そうですね、小山さんは、上腕に穿刺できる血管がなく、また、前腕の1本道ですので、現在の穿刺法以外はむずかしいかもしれませんね。

第3章　シャントトラブル・治療のギモン

看護師　それでPTAを続けているのですね。よくわかりました。ほかにシャント作製がむずかしくて、PTAをくり返す患者さんはいるのですか？

春口先生　この患者さんを見てください。ふつうのシャントですが、吻合部中枢の橈骨動脈を圧迫してもシャントのスリルは変化ありません。逆に吻合部末梢の橈骨動脈を圧迫するとシャントのスリルが消失します（図3）。やってみてください。

看護師　シャントに流入する動脈を圧迫したことはありませんので、ドキドキですが、やってみます。確かに末梢の動脈を圧迫するとシャントのスリルが消失しました。

春口先生　エコーを見てください（図4）。この患者さんは、吻合部中枢の橈骨動脈が閉塞しているのです。そして、末梢の動脈から吻合部に動脈血が流入しています。

看護師　このような患者さんもいるのですね。末梢からの橈骨動脈

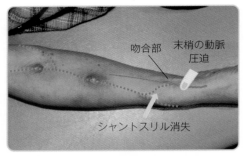

吻合部　　末梢の動脈圧迫

シャントスリル消失

✦ 図3　吻合部中枢と末梢の動脈圧迫

はどこから流れてきているのですか？

春口先生　図5を見てください。手掌で尺骨動脈と橈骨動脈が交通しています。**どちらかの動脈が閉塞しても、手指の血流が途絶えないようになっています**。今回は橈骨動脈が閉塞しているため、手指は尺骨動脈からの血流でまかなわれています。その血流が橈骨動脈に逆流して、シャント吻合部に流入しています。今回は、この末梢から流入する動脈と静脈の吻合部に狭窄が生じて、脱血不良となったため、PTAを施行したのです。

看護師　なるほど、そうなのですね。でもPTAをすると、シャン

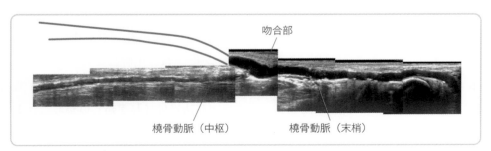

吻合部

橈骨動脈（中枢）　　橈骨動脈（末梢）

✦ 図4　吻合部中枢の橈骨動脈が閉塞している状態（エコー）

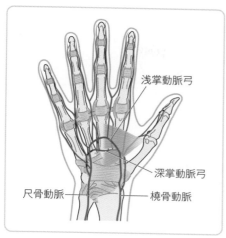

浅掌動脈弓

深掌動脈弓

尺骨動脈　　　　橈骨動脈

✦ 図5　手掌動脈弓

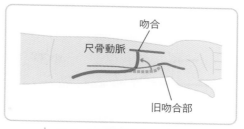

吻合

尺骨動脈

旧吻合部

✦ 図6　尺骨動脈からのバイパス

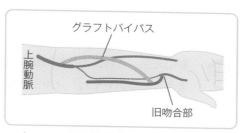

グラフトバイパス

上腕動脈

旧吻合部

✦ 図7　上腕動脈からのグラフトバイパス

トの血流が増加して、手指の血流が盗られて、スチール症候群になりませんか？

　春口先生　よいところに気づきました。ですから、今回は4mmのすこし細いバルーンで拡張する予定です。

✦ PTAができない場合や閉塞した場合はどうする？

　春口先生　本題に戻りますが、この患者さんは、中枢の橈骨動脈が閉塞しているので、中枢で再建することができません。

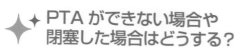　看護師　そうすると、PTAができなくなったり、閉塞したりしたらどうするのですか？

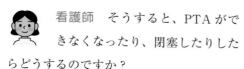　春口先生　いくつか方法はあります。一つは、図6のように尺骨動脈と吻合するものです。しかし、手術時に、もし吻合部の末梢の尺骨動脈が細くなった

り、閉塞したりすると、すでに橈骨動脈が閉塞しているので、手指の血流が非常に少なくなってしまいます。

　看護師　ちょっと危険な手術なのですね。

　春口先生　そうです。むしろ上腕動脈から、図7のように人工血管でバイパスするほうが危険は少ないです。このような手術はときどき行います。さて、これまでは吻合部近傍の狭窄で考えてきましたが、前腕中央部に狭窄がある場合はどうでしょうか？

　看護師　前腕の穿刺部に狭窄を生じ、それよりも吻合部寄りや肘で脱血している患者さんがときどきいます。

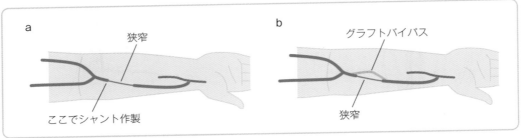

図8　前腕中央部の狭窄
a：肘窩でシャント作製。b：狭窄部をグラフトでバイパス。

春口先生　透析歴が比較的長い患者さんに多いですね。狭窄が進行してきた場合は、基本的には PTA で狭窄を拡張します。外科手術が必要になった場合は、どのような手術が考えられますか？

看護師　狭窄部の中枢にシャントをつくる必要があるので、肘窩で作製すると思います（図8-a）。

春口先生　確かにそうする場合もありますが、肘窩で作製すると、肘や上腕でしか穿刺できなくなりますね。患者さんの状態や年齢などにもよるのですが、図8-bのようにグラフトで狭窄部をバイパスすることができます。

看護師　そうすると、もともとの吻合部はいかせますね。

春口先生　そのとおりです。3週間程度すると、グラフトに穿刺することもできます。

看護師　以前より穿刺部も増えてよいことづくしだと思いますが、どうして、すべての患者さんでグラフトでのバイパス手術を行わないのですか？

春口先生　**グラフトの吻合部に狭窄を来しやすい**のです。ときどき PTA が必要になることがあります。一方、肘窩で作製したシャントは場合によってはその後一度も PTA を施行することなく透析が受けられることもあります。

✦✦ PTA ではなく最初から再作製術を行う場合

看護師　こうしていろいろな患者さんを見ていくと、PTA を続けるのか、シャントの外科治療を行うのかの選択はむずかしいですね。また、外科治療にもさまざまな種類があって、患者さんごとに治療法を選択していくことがわかりました。人工血管をこのように活用することは考えていませんでした。**柔軟な発想**が必要なのですね。

春口先生　うまくまとめていただき、ありがとうございます（笑）。

看護師　気がよくなったところ で、最後にもう一つ質問させてく ださい。PTAをせずに、最初から再作製術 を行うことはありますか？

 春口先生　おお、これもよい質問 です。ほとんどありませんが、タ バチエールシャントで吻合部中枢に高度の 狭窄がある場合は、手関節で再建すること

もあります。すでに動脈、静脈とも太くな っていますので、血流良好なシャントをつ くることが可能です。PTAをくり返すよ りも、むしろよいと考えます。

 看護師　かなりすっきりしまし た。PTAはとても有効ですが、い までも必要に応じてシャントの外科手術も 行われているのですね。

エコーはコミュニケーションのツール

　血液透析では、週3回も患者は通院してきます。透析中も看護師には多くの仕事があり「患者とじっくり話す機会がない」との訴えを聞くことがあります。そのようなとき、エコーはとてもよいツールになります。

　みなさんは2人で食事やお酒を飲みに行くときに、カウンター席のほうが話しやすいと感じることはありませんか？　はっきり目線を合わせなくてもよいですね。独り言のように話すこともできますし、黙っていてもそんなに気まずくなりませんね。また同じ方向を見ているので、見えたものを肴にして、話のきっかけもできます。エコーをしているときの検査者と患者の会話は、カウンターでの会話に近いと思います。検査者と目を合わせる必要がないので、患者は独り言のように話すこともできます。目線が合わないから、個人的なことも話してくれることがあります。検査者は検査に集中しているため、簡単な相づちをするぐらいでしょう。しかし、かえってそのほうが話しやすい患者もいます。ただ、あまり検査に集中している感じを出すと、患者は話し出しにくくなります。慣れてくれば、検査しながら、すこし誘い水のように話しかけてあげるとよいと思います。「○○ちゃん（犬の名前）は元気ですか？」などと。そうすれば、堰を切ったかのように話し出す患者もいます。

　当院では、診察をしている私よりも、エコーに携わっているスタッフのほうが患者と話す時間が圧倒的に長いのです。そのときに体のこと以外にも、家族や仕事のことをよく話してくれます。私はその情報を得て、診療につなげることができます。

　エコーをする時間がないと思うかもしれません。しかしその時間はとても貴重です。患者と一対一で話すことができます。スタッフ、患者双方に時間的な余裕があれば、エコーをしてみるとよいですよ。

シャント外科治療の知識も重要！

　経皮的血管形成術（PTA）と外科治療について、いろいろな症例をもとに考えてみました。**治療法は一つではなく、患者ごとに、さまざまな状況に応じて異なる**ことがわかったと思います。また、インターベンション治療の進歩に伴って、治療戦略はかなり変わってきました。

　ここでは、グラフトの治療法について解説します。グラフトの静脈吻合部狭窄に対しても、自己血管内シャント（AVF）と同様、PTAが第一選択となります。狭窄が進行すると静脈圧が上昇しますが、放っておくと閉塞することがあります。ですから、閉塞する前にPTAをすることが、AVF以上に大切になります。

　ただ、この部位はPTAを施行しても3ヵ月以内に再狭窄を来すことが多く、20回以上PTAを行っている患者も少なくありません。そこで、従来は図のように狭窄部を迂回するような、グラフトでの延長術が行われていました。2ヵ月以内にPTAが必要になった患者や、閉塞した場合によく行われていた手術です。

　しかし、手術にも問題があります。手術後しばらくは、問題なく透析が受けられるのですが、術後6ヵ月ごろから吻合部に狭窄を生じるからです。再度PTAをくり返さなければならない患者も少なくありませんでした。その場合は、また延長術を行うこともできるのですが、そうすると、だんだん使える静脈が少なくなってきます。長期に透析を受ける患者にとっては、由々しきことになりますね。

　しかし、2020年から**ステントグラフト**が使えるようになってきました（108ページ）。グラフト患者にとって、大きな福音となっています。

　下肢の動脈や冠動脈の治療も現在はこのような血管内治療が主流となってきています。ただ、まだ外科治療が完全になくなったわけではありませんので、**外科的な治療についての知識**をもっていることが大切です。

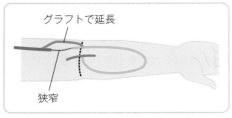

✦ 図　グラフト流出路静脈の狭窄

グラフトで延長

狭窄

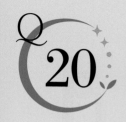

Q20 どうして突然シャントが閉塞するの？

✦ 突然シャントが閉塞する理由

看護師（早川さん） 先生、今日はいつも不思議に思っていることをお聞きしたいです。先週、患者の細山さんのシャントが閉塞して治療しましたが、閉塞するまでとくに問題なく透析ができたのです。そのほかの患者さんも突然シャントが閉塞する人が多い気がしますが、これはいったいどういうことなのでしょうか？

春口先生 それでは、今回はシャント閉塞について説明しましょう。早川さんは、閉塞した血管がどのようになっているか知っていますか？

看護師 血管が硬くなって、シャント音がしなくなります。赤く腫れる人もいます。もちろん、そこに針を穿刺しても血液が引けません。血液の塊があるのだと思います。

春口先生 そうですね。血液の塊を「血栓」と言います。血栓は血管内の血液の塊です。血管の外にできた血液の塊をなんと言いますか？

看護師 血管の外にできた血液の塊は「血腫」ですか？

春口先生 正解です。外から触れただけでは、血腫と血栓の区別がつかないこともあります。血腫はおもに穿刺ミスによって形成されるので、穿刺ミスがあったかどうかを調べる必要がありますね。また、血栓でシャント血管が完全に詰まると、シャント音やスリルが消失するので、それで区別がつくことがあります。さて、血液が固まって血栓をつくるのはどうしてだと思いますか？

看護師 うーん、血液が固まりやすい、つまり凝固しやすい性質になったからではないですか？

春口先生 それも一つの原因です。脱水などで血管内の水分が減少すると、血液が固まりやすくなります。水溶性の下痢をしたり、胃腸炎で嘔吐をくり返したりすると、血栓を生じやすくなりますね。ただ、もっと多い原因があるのです。何かわかりますか？

看護師 血液の流れが悪くなったからでしょうか？

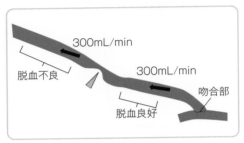

✦ 図1 シャント血流量と脱血

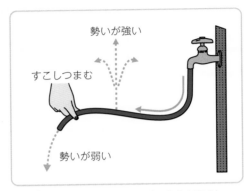

✦ 図2 水道とホース（つまんだ場合）

 春口先生 そのとおりです。正確には、**血液のスピードが遅くなったときに血栓を生じやすくなります**。

 看護師 それなら、血栓ができる前に脱血不良が生じるのではないでしょうか。

 春口先生 よいポイントに気がつきました。75ページで、脱血部の血流量が1分間に300mL以下になると、脱血不良を来しやすいという話をしましたね。早川さんの言うように、血液のスピードが遅くなると血栓ができる前に脱血不良を来しやすいですね。しかし、図1のようなシャントを考えてみてください。吻合部から10cm中枢に強い狭窄があります。脱血穿刺部の血流が300mL/minの場合は、脱血不良は生じますか？

 看護師 300mL/min以下なので、脱血不良となります。

 春口先生 そのとおりです。しかし、それは狭窄部よりも中枢で穿刺した場合です。吻合部と狭窄部のあいだに穿刺した場合は、脱血不良とはなりません。

 看護師 うーん……、その血管の血流量も、当然300mL/minですよね。どうして脱血不良にならないのですか？

 春口先生 狭窄の前後で同じだけの血液が流れているので、不思議に思うかもしれませんね。ここで、水道にホースをつけたときを考えてみてください。ホースの途中を指で押さえると、先端からは水はちょろちょろとしか流れなくなります。しかし、押さえたところより手前のホースはどうなっているでしょうか？たとえばそこに穴を開けると、どうなると思いますか？

 看護師 水が勢いよく吹き出すと思います（図2）。

 春口先生 そうですね。ホースを流れる水量は少ないですが、それは狭窄部の手前のホースにかかる圧力が高いためにそれ以上流れることができないからです。ただ、圧力を開放すれば、勢いよ

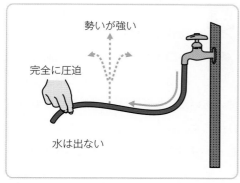

図3　水道とホース（完全に遮断した場合）

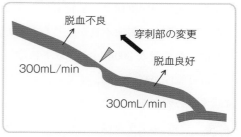

図4　狭窄の中枢側で脱血する場合

く流れます。先ほどのシャントも同じ理屈です。狭窄の手前であれば、十分脱血ができるのです。

看護師　なるほど、なんとなくイメージがつかめました。そうすると、もっと血流が少なくなった場合でも脱血不良にならないのですか？

春口先生　そのとおりです。狭窄がさらに進行して血流量が低下しても、狭窄の手前であれば問題なく透析が行えるのです。じつは、シャント血流量がゼロでも血栓が生じていなければ、良好な脱血が可能です。先ほどのホースでも、指で完全に流れを止めても蛇口が開いていれば、手前のホースに穴を開けると、水は吹き出します（図3）。

看護師　だんだんわかってきました。吻合部から狭窄部までのあいだに穿刺すると、狭窄があっても血栓を形成しない限り脱血ができてしまうのですね。だから、血流が低下したことに気づか

ず、突然閉塞するということですね。そうすると、吻合部と狭窄部のあいだに穿刺している場合は、気をつけなければなりませんね。

春口先生　まさしくそうなのです！　シャントの管理で気をつけるのは、狭窄部より中枢側・末梢側のどちらで脱血をしているか？　を知っておくことです。とくに吻合部と狭窄部の間で脱血している場合は、かなり気をつけなければなりません。

✦✦ シャントが閉塞する前に　気づくためのポイント

看護師　シャント血流量をモニタリングしておけば閉塞する前に気づけると思いますが、毎回の透析のときに早く気づくためのポイントはありますか？

春口先生　狭窄が進行してくると、穿刺部の内圧が上昇して、かなり血管が硬くなってきます。また、止血時間が延長することも多いです。このような変化に敏感になるのがポイントです。可

能なら、狭窄の中枢側で一度脱血してみてください（図4）。脱血不良が生じるようであれば、血流量が300mL/min以下になっている可能性が高いため、すぐにエコーで確認する必要があります。

 看護師 なるほど、そのようにして閉塞する前に気づけるのですね。ところで、いまふと気がついたのですが、人工血管が突然閉塞しやすいのは、このことと関係がありますか？

 春口先生 よいポイントに気がつきました。人工血管が狭窄しやすいところはどこでしたか？

 看護師 確か、人工血管と静脈の吻合部近傍です。

 春口先生 穿刺する人工血管は動脈吻合部と狭窄を呈した静脈吻合部のあいだにあります。そのため脱血不良は生じず、狭窄が進行しても透析が行えてしまいます。「人工血管は突然閉塞する」と、あまりよい印象をもっていないかもしれませんが、**閉塞する前にはかならず何か変化があるもの**です。このことは、30ページでくわしく説明していますので、そちらを確認してください。

---

mini 解説

シャント吻合部、狭窄部、脱血穿刺部の関係で現れる症状①

狭窄は1ヵ所で、シャントの血流量は300mL/minで考えます。このシャントは1本道ですので、**狭窄の前と後のどちらの血流も同じです**。これは、大切なことなので、しっかり把握しておいてください。狭窄の前後での触診と症状の違いを考えてみましょう（図）。触診では、吻合部と狭窄部の間は、血管が拍動性に硬く触れます。また、止血時間延長がみられる場合も多いです。狭窄の下流（中枢側）の静脈は軟らかく、血管の張りが弱いため、穿刺が困難な場合があります。

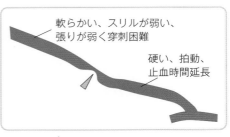

軟らかい、スリルが弱い、張りが弱く穿刺困難

硬い、拍動、止血時間延長

✦ 図 狭窄と触診、症状

シャント吻合部、狭窄部、脱血穿刺部の関係で現れる症状②

　穿刺の部位による違いで、症状はどう変わるでしょうか？　**狭窄の下流で脱血と返血をした場合**を考えましょう（図1）。脱血部に流入する血流が低下しているので、脱血不良になります。そして、返血の中枢に狭窄がないため、静脈圧上昇は出現しません。脱血部と返血部の距離が近いと、再循環を呈することがあります。図2は、**狭窄の上流（末梢側）で脱血、下流で返血している場合**です。このときは、シャント血流量が低下していても脱血部の圧力は高いため、脱血不良とはなりません。また、返血部の中枢に狭窄はないため、静脈圧上昇も認めません。狭窄が進行しても症状が出にくいパターンです。また、返血の血液が脱血部に戻りにくいため、再循環はほとんどありません。図3は、**狭窄の上流で脱血と返血をしている場合**です。このときは、図2と同じように脱血不良は生じませんが、静脈圧上昇を生じることが多いです。また、再循環する場合もあります。**この3つのパターンのうち、図2のパターンでは症状が出にくいため、しばしば狭窄の発見が遅れます**。したがって、突然閉塞するシャントの多くは、穿刺部位が図2のパターンになっています。問題なく透析が行えていても、このようなことがあると覚えておきましょう。たとえ症状がなくても、きちんと触診・聴診をして早期に異常を発見する心構えをもっておくことが大切です。

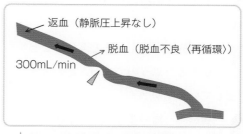

◆ 図1　狭窄の中枢で脱血と返血をする場合

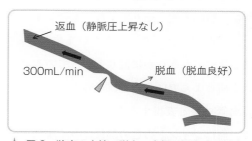

◆ 図2　狭窄の末梢で脱血、中枢で返血する場合

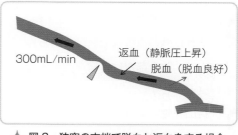

◆ 図3　狭窄の末梢で脱血と返血をする場合

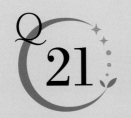

Q21 瘤はなぜできるの？

✦ シャントの瘤の種類と形

 看護師（早川さん） 先生、今日はシャントの瘤について、教えてください。

 春口先生 瘤をときどき見ることがあると思うのですが、どのような形をしていますか？

 看護師 瘤の多くは、半球状に盛り上がっています。

 春口先生 そうですね。血管全体が太くなっている人もいますね。周囲と比べてあきらかに盛り上がっているものを瘤とよんでいるので、このようなものは血管拡張と表現することが多いです。さて、瘤はシャントのどの部位に多く現れますか？

 看護師 やはり、吻合部ですね。それ以外の血管はそれほど膨らんでいませんが、吻合部だけに瘤を認めることが多い気がします。

 春口先生 そうですね。どうしてできるかということに触れる前に、まずは瘤の種類について説明します。

瘤は真性瘤と仮性瘤に分けることができます（図1）。真性瘤というのは、瘤にも血管壁が継続して見られるものです。血管がすこしずつ膨らんだために生じます。一方、仮性瘤は血管壁がありません。壁に見えるものは、血管壁外の線維組織でつくられた被膜です。ですから、非常にもろい組織なのですね。

 看護師 そうすると、仮性瘤のほうが破裂しやすいのですか？

 春口先生 周囲組織との関係にもよりますが、そういう傾向はあります。仮性瘤は、血管壁が傷害を受けると生じます。もっとも多い理由は穿刺や止血時のミスです。とくに止血が不十分でシャントの内圧が高い場合は生じやすいので、注意が必要です。それから、瘤を強くぶつけたときに一時的に血液が漏れて、最終的に瘤を形成することもあります。一方、真性瘤は一部の血管壁が弱くなり、そこに圧がかかると生じやすいです。また、**形としては、囊状のものと紡錘状の瘤に分けることができます**（図2-a、b）。

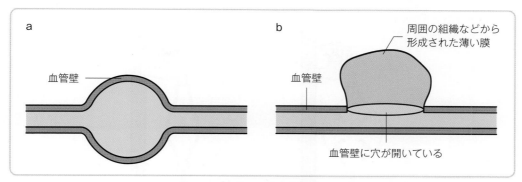

✦ 図1 瘤の種類
a：真性瘤（血管壁を有する瘤）。b：仮性瘤（血管壁を有しない瘤）。

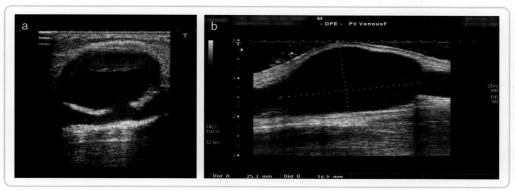

✦ 図2 瘤の形状
a：嚢状の瘤。b：紡錘状の瘤。

✦ 真性瘤ができる理由

 看護師 先ほど、穿刺ミスや止血ミスで仮性瘤ができるという話でしたが、真性瘤はなぜできるのですか？

 春口先生 いろいろな理由がありますが、もっとも多いのはシャントの圧が高くなることです。ところで、シャント血管はどのような理由で内圧が高くなりますか？

 看護師 狭窄がある場合ですね。狭窄の末梢側は圧力が高くなりやすいです。

 春口先生 そうですね。このような場合は瘤を形成することがあります。とても軟らかいホースを蛇口につないだときのことを考えてみてください。先端が細いとホースは膨らみやすいということは、わかると思います（図3-a）。ただ、狭窄があったからといってかならずしも瘤

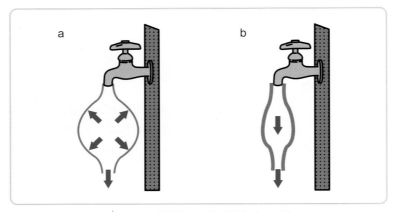

✦ 図3 血管壁での瘤の形成イメージ
a：ホース（血管壁）が薄く軟らかい。b：ホース（血管壁）が厚く硬い。

ができるわけではありません。その静脈の拡張能が高いと、瘤になりやすくなります。血管壁が厚かったり、石灰化したりしていれば、当然、瘤にはなりにくいですね（図3-b）。それでは、狭窄以外にシャントの圧が高くなるのはどういうときでしょうか？

 看護師　うーん。それ以外となると、ちょっとわかりません。

 春口先生　シャントに入る血流が多い場合は、瘤になりやすくなります。これも軟らかいホースで考えるとわかると思います。蛇口を全開にするとホースは膨らみやすいですが、水量を絞ると膨らみにくいですね。水量が少なくても、先端がさらに細くなると膨らみやすくなります（図4）。

 看護師　なるほど、よくわかりました。そうすると、真性瘤はシャ

ント血管の圧が高くなり、かつ血管壁が軟らかい場合にできやすくて、シャント血管の圧はその中枢の狭窄の程度と入ってくる血流の強さで決まるということですね。軟らかいホースのたとえ話でイメージがわきました。

 春口先生　まさしくそのような条件がそろったときに瘤ができやすくなります。先ほどシャント吻合部に瘤ができやすいということを話しましたが、吻合部の場合は勢いのある血流が血管壁にずっとあたることで、瘤ができやすくなっています。そのため、かならずしも圧が高いわけではないのですよ（図5）。

✦ 瘤ができやすい穿刺部

 看護師　吻合部以外にも、いつも穿刺しているところに瘤ができや

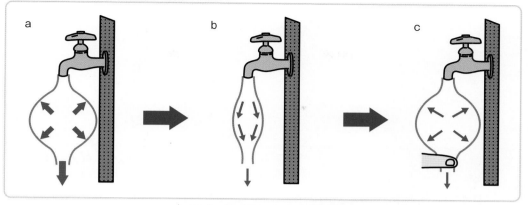

✦ 図4　瘤の形成イメージ（血流量）
a：水量が多い場合。b：水量が少ない場合。c：指でつまむ場合。

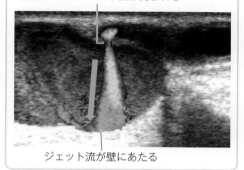

吻合部からのジェット流が見られる

ジェット流が壁にあたる

✦ 図5　吻合部からのジェット流により形成された瘤

すい印象があります。

　　　　春口先生　頻回に穿刺すると、血管はいろいろと変化します。穿刺によって血管壁が一部壊れると、一時的に血管壁が弱くなります。そこに圧力の強い血流が入り込むと、その部位がすこし膨らみます。そういうことをくり返すことで、徐々に瘤化していきます。同じ穿刺部にできる瘤でも、先ほどの仮性瘤は1回の穿刺であっという間に生じるので、だいぶ違いがありますね。

　　看護師　ただ、穿刺をくり返しているからといって、かならずしも瘤ができるわけではないですよね。これはどうしてですか？

　　春口先生　血管は穿刺で一時的に血管壁が弱くなりますが、しばらくするとさまざまな細胞が集まって、逆に厚く、強くなる傾向があります。皮膚を切った後、かさぶたができたり、皮膚が盛り上がったりして硬くなることがあると思います。これを穿刺部で置き換えてみると、穿刺による傷害に対する修復の過程で血管壁が肥厚して狭窄を呈する場合もあるということです。そう考えると、いずれにせよ、穿刺部を集中させることは望ましくありませんね。

おもしろうそうだからやってみる

「目標をもって物事に臨みなさい」と言われますね。たとえば、五輪で金メダルをとるためにはどうしたらよいだろうか……。そういう目標をもてば、そこから逆算してトレーニングをすると思います。シャントでいうと、「どのようなシャントでもマッピングができて、適切な管理が行える」こと。そのためにはどうするか？ そこからはじめる人もいるでしょう。それはもちろん素晴らしいことです。ただ、私自身はそうではなかったのです。

私は、「なんだかおもしろそうだな。ちょっとやってみようか？」ということをくり返していました。もちろん、途中でやめたものもたくさんあります。「これができるなら、ほかの方法を試してみたらどうだろう？」とか、「新しい機械があるけれど、シャントに使ったら何かわかるだろうか？」といった、好奇心を満たすようにしていきました。そうするとそのうちのいくつかはどこかでつながってきます。

もちろん医療の一部は侵襲を伴うものです。ですから、そういうものはきちんとトレーニングを受けたうえで、指導者のもとに技術を磨いていきます。しかし、エコーは侵襲がありません。ちょっと気づいたことを自分なりの方法で試してみることができます（もちろんあまり時間をかけると患者への負担になるので注意が必要です）。そうしていくうちに、いろいろな発見があります。

たとえば「このエコー所見と聴診はどのような関係にあるのだろうか？」といった疑問をもったとしましょう。まずは、なんらかの仮説を立てて、検証してみます。最初に自分で立てた仮説は、想定範囲内ですが、じつは意外な結果が出ることが少なくありません。そしてその想定外が大切なのです。なぜ、そのような結果になったかを徹底的に考えます。考えただけではわからなければ、新たな方法を試して検証してみます。そういうことから、考えてもいなかった関係性がわかることがあります。

「普段の仕事は忙しくて、そんな暇はない」と思う人も多いと思います。しかし、そのようなことが仕事のスパイスになります。やがては、それが大きな幹となって、成長させてくれます。とくに目標がなくても、ただ、おもしろそうだからやってみる。それだけでもよいと思います。

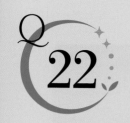

Q22 瘤は切除するべきなの？

✦ 瘤を切除するべき タイミング

　看護師（早川さん） 瘤ができる理由はわかりました（122ページ）。ところで、いつ瘤を切除するべきなのでしょうか？

　春口先生 瘤は切除するタイミングがむずかしいです。それでも、緊急で手術をしなければならない瘤もあります。切迫破裂の瘤です。

　看護師 近い将来、破裂してしまう瘤ですね。でも、それはどうやってわかるのですか？

　春口先生 ほとんどの瘤は自然には破裂しません。しかし、瘤の圧力が高く、皮膚から瘤までの距離が近いもの（図1）、皮膚にびらんがあるもの（図2）、感染しているもの、穿刺部に痂皮を生じているもの（図3）は、破裂の可能性があるため、見つけ次第治療が必要になります。

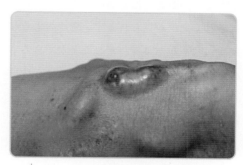

✦ 図1　皮膚から近いところにできた瘤

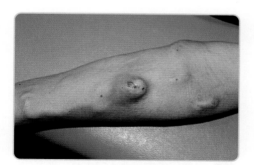

✦ 図2　皮膚のびらん

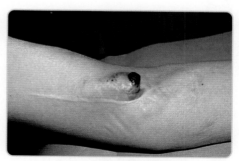

✦ 図3　穿刺部の皮膚欠損
痂皮で蓋がされている。

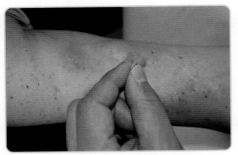
✦ 図4　皮膚に余裕のある瘤
容易に皮膚をつまむことができる。

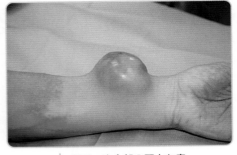
✦ 図5　吻合部の巨大な瘤

　看護師　瘤の圧力や皮膚の状態はすぐわかります。ただ、皮膚から瘤までの距離についてはエコーをしなければわからないのではないでしょうか。

　春口先生　圧力が高くて皮膚からの距離が近い瘤は、皮膚が引き伸ばされて光沢が見られます。図4のように皮膚に余裕があってつまむことができるものでは、手術の緊急性はありません。皮膚をつまむことができないぐらいの瘤は、皮膚と血管の距離が1mm程度となっていることが多いので、皮膚へのすこしの衝撃で破裂する危険があります。

　看護師　瘤の大きさは、破裂の危険性と関係がありますか？

　春口先生　かならずしも大きな瘤が破裂しやすいということではありません。小さくても先ほど話した特徴をもつ瘤は破裂しやすいので、小さいからといって安心してはいけません。

　看護師　なるほど、小さければ安心と考えていました。ところで、切迫破裂以外に治療が必要な瘤はありますか？

　春口先生　そうですね。すこし経過をみることはできますが、切除しておくのが望ましい瘤はあります。たとえば、次第にサイズが大きくなってくる瘤で、直径3cm以上の瘤は、待機的な手術を考えます（図5）。また、狭窄が瘤の原因となる場合や、狭窄の進行でシャント血流量が低下した場合は、狭窄部の経皮的血管形成術（PTA）を行うことがあります。場合によっては、瘤と狭窄部を摘出して、人工血管でバイパスするなどの治療法を考慮します。

✦ 瘤切除を望む患者への対応

　看護師　患者さんから瘤を切除してほしいと頼まれることがありますが、そういった場合はどうしますか？

　春口先生　そうですね。美容的に瘤の切除を望む人はいます。ま

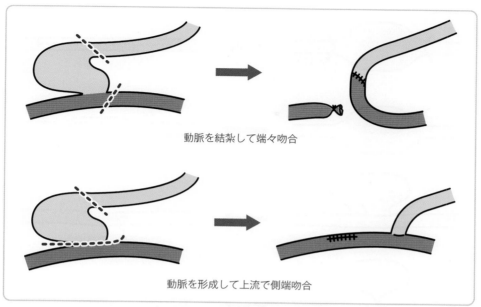

動脈を結紮して端々吻合

動脈を形成して上流で側端吻合

✦ 図6　吻合部動・静脈瘤の手術法

た、袖のボタンがかけにくいとか、衣類に
こすれて痛いと訴える患者さんもいます
ね。あきらかに治療が必要ではない場合を
除いて、なるべく患者さんの希望に沿うよ
うに切除することを検討します。

　看護師　壁在血栓を伴った瘤は治
療の必要はありますか？

　春口先生　42ページで話した症
例ですね。基本的にそのような瘤
が形成されるのは、瘤の中枢に狭窄を認め
る場合がほとんどです。それによって、瘤
内の血液がよどみ、血栓を生じやすくなっ
ています。ですから、まずは狭窄部のPTA
を考えます。スムーズにシャント血が流れ
るようになると、自然に壁在血栓が溶解す
ることも少なくありません。

✦✦ 瘤切除後の追加治療

　看護師　先ほど先生が言ってい
た、瘤を摘出して人工血管で置換
するという手術法のほかには、どのような
治療がありますか？　瘤を切除するだけで
はシャントが閉塞してしまうので、なんら
かの追加の治療が必要になると思います。

　春口先生　そうですね。**治療法に
は、瘤の位置と形態が関係してき
ます**。瘤の位置ですが、吻合部とそれ以外
では基本的に治療法が異なります。吻合部
に生じた瘤は流入する動脈を確保して治療
する必要があります。瘤を切除した後、中
枢で新たなシャントを作製することが多い
です（図6）。

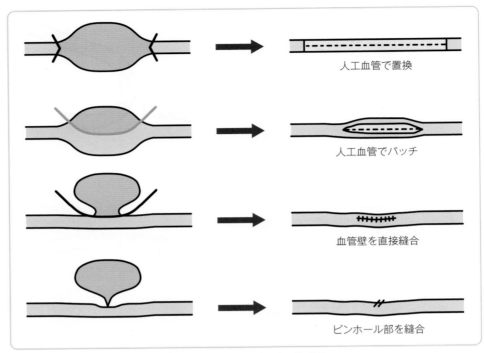

人工血管で置換

人工血管でパッチ

血管壁を直接縫合

ピンホール部を縫合

✦ 図7　吻合部以外の瘤の治療法

看護師　吻合部では、切除した後のシャント作製位置も考慮する必要があるのですね。

春口先生　吻合部以外の瘤では、瘤の形態によって、治療法が異なります。122ページで、嚢状の瘤と紡錘状の瘤があることを話したと思います。嚢状の瘤は、茎のような細い部分があるので、そこを結紮して瘤だけを摘出することができます。また、茎が太い場合は、その孔を人工血管などでパッチをあてて形成することができます。紡錘状の瘤では、瘤を摘出した後、人工血管でバイパスするのが一般的な方法となります（図7）。

看護師　いままで瘤の治療法について教えていただきましたが、そもそも治療をしなくてよい瘤とはどのようなものですか？

春口先生　先ほど話した治療を要する瘤の逆ですね。瘤の中枢に狭窄がないため、瘤の内圧が低く、皮膚からの距離も十分にあって、増大傾向のない直径3cm以下の瘤です。健常な皮膚に覆われており、感染の兆候がない瘤は経過観察可能です。ただしこの場合も、定期的にサイズを測定しておくことが重要となります。

mini解説

瘤の治療適応と治療法

　緊急手術が必要な瘤を表1に示しました。緊急性はありませんが、待機的手術が必要な瘤は表2に示すような場合です。

　手術法は、吻合部瘤と吻合部以外の瘤では治療法が若干異なります。また、嚢状の瘤と紡錘状の瘤の治療法も違います。一般的に吻合部瘤は吻合部を剥離して、動脈を確保する必要があるので、より侵襲度が高くなります。

◆ 表1　緊急手術が必要な瘤

- 皮膚から近い
- 皮膚にびらんや潰瘍がある
- 痂皮で止血されている
- 急速に増大している
- 皮膚が光沢をもつ
- 痛みが強い

◆ 表2　待機的手術が必要な瘤

- 直径3cm以上の大きな瘤
- すこしずつ増大する
- 打撲しやすい
- 日常生活に不便がある
- 患者が手術を希望している

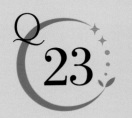

Q23 流れすぎるシャントは なぜよくないの？

✦ シャント血流が多いと 心臓の負担が増える？

 看護師（早川さん）　先生、患者の八木さんは、シャントのスリルがとてもよくて、血管も太いので、私たちのような新人ナースも穿刺が簡単で、とてもありがたいです。でも、主任は「すこし流れが多くて心配」と話していました。シャントは多く流れるほうがよいと思うのですが、何か問題があるのですか？

 春口先生　確かに八木さんのシャントの流れはよいですね。血管も全体的にかなり太くなっています。シャントの流れがどれくらいあるかを確かめてみましょう。（エコーを実施）エコーで上腕動脈の血流量を測定すると、約2,000mL/minでした。この血流量はどう思いますか？

 看護師　約2,000mL/minですか？ かなり多いと思います。

 春口先生　そうですね、ほとんどのシャントは600〜1,000mL/minなので、多いですね。17ページでも話しましたが、1分間の心拍出量はどのくらいだったか覚えていますか？

 看護師　確か、5,000mLぐらいだったと思います。

 春口先生　そうですね。そうなると八木さんは1分間に通常の心拍出量5,000mLにシャントの血流量2,000mLを加えた、計7,000mLの血液量を心臓から駆出することになります。シャントがないときと比べると1.4倍も心臓がはたらかなくてはなりません。この状態が24時間続きますので、寝ているときも心臓が休まる暇がありませんね。

 看護師　ほかのところの血流を減らして、心臓の血流が同じになることはないのですか？ この場合、1分間にシャントに2,000mL流れますよね。そのほかのところは3,000mLに減らせば、心臓は5,000mLで変わりないですよね。

 春口先生　うーん、鋭すぎる質問です。ある程度そういうことはあります。これに関して136ページで述べますね。ややこしくなるので、いまは単純に「シャントの血流が多いと心臓の負担が増える」と考えてください。これ自体は間違いではありません。

看護師　わかりました。そうすると つねに心臓が筋トレをしている ような状態ですね（図1）。どのような人が シャントの過剰血流を生じやすいのでしょ うか？

 春口先生　若くて、動脈硬化の少 ない患者さん、とくに男性は血流 が多くなりやすいです。また、肘のシャン トはもともと太い血管で作製するため、血 流量が多くなりやすいです。

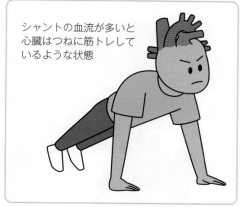

シャントの血流が多いと 心臓はつねに筋トレして いるような状態

✦ 図1　シャントの血流が多いと心臓の負担が 増える

✦ シャント血流が多すぎる とどうなる？

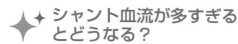 看護師　シャントが流れすぎた状 態を放置しておくと、どのような ことが起こるのですか？

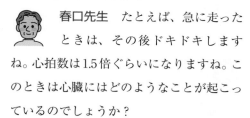 春口先生　たとえば、急に走った ときは、その後ドキドキします ね。心拍数は1.5倍ぐらいになりますね。こ のときは心臓にはどのようなことが起こっ ているのでしょうか？

看護師　走ったことで、組織に必 要な酸素量が増えるので、心拍数 を上げて対応しているのだと思います。

 春口先生　そのとおりです。全身 の組織が1.5倍の血流量を欲して いれば、5,000mL/min × 1.5 ＝ 7,500mL/ min の心臓のはたらきが必要になります。 ところで、**1分間の血液循環量は1分間の 心拍数×心臓の1回の拍出量になることは** わかりますか？（図2-a）

 看護師　はい、そうですね。わか ります。

 春口先生　もし、1回の心拍出量 が同じとすると、1.5倍の血流量 を駆出するためには、心拍数も1.5倍にな ります。だから走った後は心拍数が増加す るのです（図2-b）。もし、走った後も心 拍数が変化しなければ、その人は1回拍出 量を1.5倍にしていることになります（図 2-c）。

 看護師　そうすると、シャントの 流れが多い人はどちらのパターン になりますか？

 春口先生　どちらの人もいると思 います。過剰血流の患者さんの手 術をするとき、一時的にシャント血流を止 めるのですが、しばらくすると心拍数が低 下することがあります。そのような人は過 剰血流に対して心拍出量を増加させている

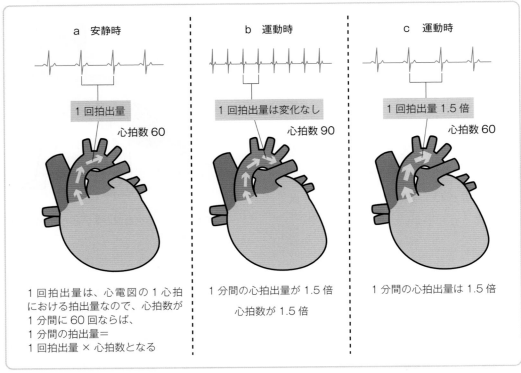

図2 運動による心拍数と1回拍出量の変化

a　安静時

1回拍出量

心拍数 60

1回拍出量は、心電図の1心拍における拍出量なので、心拍数が1分間に60回ならば、
1分間の拍出量＝
1回拍出量 × 心拍数となる

b　運動時

1回拍出量は変化なし

心拍数 90

1分間の心拍出量が1.5倍
心拍数が1.5倍

c　運動時

1回拍出量 1.5倍

心拍数 60

1分間の心拍出量は1.5倍

と考えられます。また、心拍数がほとんど変化しない人もいます。そのような人は、過剰血流に対して1回拍出量を調整しているのだと思います。

看護師　過剰血流の場合は、心臓の変化にはいろいろなパターンがあるのですね。

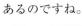春口先生　そうなのです。通常、1分間の心拍出量が増加した場合は、心拍数と1回拍出量の両方を上げて対処します。

看護師　そうすると、血圧も高くなりそうな気がしますが……。

春口先生　そのとおりですね。当然、血圧も高くなる傾向にあります。降圧薬でコントロールが不良な患者さんは、シャントの過剰血流を疑う必要があります。また、ずっと心臓が筋トレをしているような状態ですので、次第に心肥大となってきます。

看護師　心臓がはたらきすぎの状態が続くのですね。でも、その状態が長く続くと心臓が疲れてしまう気がします。

春口先生　最初は心臓の代償機能がはたらくので大丈夫なのです

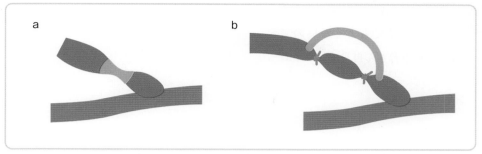

✦ 図3 シャントの血流を低下させる治療法
a：血管バンディング。b：人工血管でバイパス。

が、この状態が続くと、「**高拍出性心不全**」という病態となります。心臓が必要以上にはたらいたために、だんだん心臓の力が弱まってきます。そのような病態になる前に治療が必要になります。

✦ シャント血流が 多いときの治療とは

 看護師　治療のタイミングが大切なのですね。ところで、どのような治療法があるのですか？

 春口先生　基本的には、シャントの血流を低下させます。**もっとも多く行われているのは、シャント血管のバンディング手術**です。これは、血管の一部に人工血管を巻きつけて細くするという方法です。ボディスーツのようなものを考えてもらえればよいかと思います。

 看護師　血管そのものを細く形成するという方法ではダメなのですか？

 春口先生　短期的にはそれでもよいのですが、シャントの血流が多いと、血管はまた拡張します。ですから、それ以上太くならないように外から硬いもので巻きつけます（図3-a）。それ以外には、あえて細い人工血管でバイパスして、シャントの血流を低下させる方法（図3-b）もあります。

 看護師　どの程度血流を低下させるか、その調整がむずかしそうですが……。

 春口先生　そうですね。バンディングの場合、あまり細くしすぎると、脱血不良となったり、最悪の場合は、閉塞したりすることもあるため注意が必要です。そのためには、術中にエコーで上腕動脈の血流量を測定しながら、どの程度細くするかを決めていきます。1分間に2,000mL の血流量の患者さんであれば、800mL 程度を目標とします。

看護師　シャントは流れが少なくても、多くてもよくないのですね。でもそれを患者さん自身でコントロールすることがむずかしいところが、悩ましいですね。

---

*mini*解説

過剰血流時の症状

　シャントは、ある程度の血流が必要ですが、時に流れが過剰になることがあります。**血流量が1,500〜2,000mL/min以上を過剰血流とよびます**。過剰血流になるかどうかは、血管の性質の違いです。動・静脈の壁が軟らかく、拡張しやすい患者は、過剰血流となりやすいです。通常、若い患者は、動脈硬化が軽度であり、血流量が多くなる傾向にあります。血流量が1,500mL/minでは無症状の人が多いです。2,000mL/minを超えると、なんらかの症状を認める人がおり、2,500mL/min以上だと、ほとんどの患者で心負荷症状を認めます。具体的には、自覚症状として動悸や階段昇降時の息切れなどがあり、他覚症状としては降圧薬に抵抗する高血圧、心胸比の増大などがあります。

　過剰血流になっても心機能が代償しているあいだは、心駆出率は変化しません。心拍出量は通常より多くなります。心機能が代償しなくなると、心駆出率が低下します。シャント血流量が増加すると、それに応じて心拍出量が増加しますが、もともとの心臓の予備能を超えると（図のA地点）、シャントの血流分を心臓が駆出することができなくなります。そうすると、そのぶんほかの部位の血流が低下します。下肢の血流が低下すれば、閉塞性動脈硬化症のような症状が出現します。じつは脳血流が低下していることも報告されています。このように、**過剰血流が続くと、心負荷だけではなく、全身の組織への血流が低下する可能性がある**のです。過剰血流の手術を行うと、下肢の虚血による症状が改善することもあります。

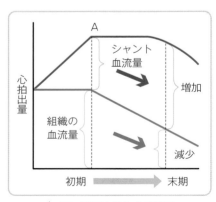

◆　図　過剰血流と心拍出量

---

mini解説

過剰血流の治療

　過剰血流の治療の適応は、臨床症状と上腕動脈血流量を総合的に判断して決めます。治療法は、シャント血流量を低下させることです。その方法としては、流入する動脈や吻合部すぐ中枢のシャント静脈の径を少なくする縫縮術をよく行います。しかし、ただ縫い縮めるだけでは、すぐに血管が拡張してしまうため、人工血管などを用いてバンディングします。私は、術中に上腕動脈血流量を測定しながら調節しています。

　そのほかの方法としては、細い人工血管（直径4mm）を用いて、バイパスすることで、血管内圧を上昇させ、血流を低下させる方法があります。この場合、**血管外に人工血管をバイパスする方法（135ページ図3-b）と、血管内に人工血管を入れ込んで、細くする方法（図）の2種類があります**。また、吻合部そのものを縫縮するような、隔壁形成術を行うこともあります。いずれの方法も、もともとの上腕動脈血流量の50％ぐらいまで、血流量を低下させることを目標にします。

　実際、バンディングなどでシャント血流量を低下させると、無症状であった患者も、体が軽くなったと話すことが多いです。次第に血流量が多くなると、患者自身も変化に気づかないのかもしれません。

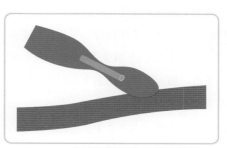

✦ 図　人工血管を血管内に入れ込む

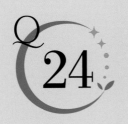

Q 24 手指の痛みを訴える患者には どのような問題があるの？

手指の痛みを訴える 患者が抱える問題

看護師（早川さん）　ときどき手指の痛みを訴える患者さんがいます。このような患者さんはどのような問題があるのでしょうか？

春口先生　確かに、手指の痛みやしびれ、または冷感を訴える患者さんはときどきいますね。どのようなことを考えましたか？

看護師　やはり手指の血流が低下しているのが原因ではないかと思います。

春口先生　そうですね。まずはそこから考えてみるのがよいと思います。手指の血流が低下した場合、どのような症状が出現するでしょうか？

看護師　まずは冷感ですね。手指が冷たいと訴えることが多いです。また、触ってみるとあきらかに冷たく感じます。手指や爪が白っぽくなって、血流が少ない印象があります。ただ、かならずしも痛みを訴えるわけではないような気がします。手指がかなり冷たくても、とく

に痛くないという患者さんも多いです。

Fontaine 分類で下肢の 血流障害を診断する

春口先生　下肢の血流障害にFontaine 分類というものがあります（表）。手指の症状も、これに合わせて考えるのがよいと思います。Ⅰ度のもっとも軽い症状では、しびれと冷感のみで、痛みがありません。安静時疼痛はⅢ度になって、はじめて現れます。ですから、痛みを訴えていない場合はまだ軽症です。ただ、すこしずつ症状が進行する場合は、かならずしも痛みを伴うとは限りません。痛みがあまりなくて、Ⅳ度の潰瘍形成に至る場合もあるため、十分な観察が必要となります。

看護師　Ⅱ度の間歇性跛行は、手指の場合はどのような症状として

表　Fontaine 分類

- Ⅰ度　無症状、しびれ、冷感
- Ⅱ度　間歇性跛行
- Ⅲ度　安静時疼痛
- Ⅳ度　潰瘍・壊疽

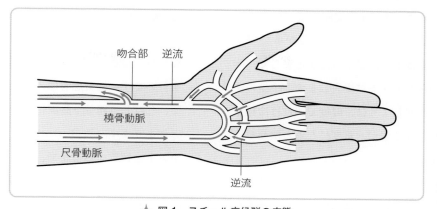

✦ 図1　スチール症候群の病態
本来、手指に流れる動脈血がシャントに盗られてしまう。

出現しますか？

　春口先生　間歇性跛行は通常は痛みを伴いませんが、運動負荷を加えたときに、それに見合った十分な血流が組織へ届かないため出現します。手指の場合は、なんらかの負荷がかかった状態になります。とはいっても、腕立て伏せをしたときに手指に痛みが出るかどうかを確かめるというのは、現実的ではありません。

　看護師　確かに、それはなかなかむずかしいですよね。

　春口先生　たとえば、透析中の除水で手指の痛みが生じた場合がもっとも近いでしょうか？ 通常は痛みがなくても、**透析中（とくに後半）に手指の痛みを訴える場合は、Ⅱ度**と考えてよいと思います。

✦ スチール症候群の特徴

　看護師　そうすると、すでに手指の痛みがある場合は循環障害がかなり進んでいると考えてよいですね。下肢と同様、かなり動脈硬化が進んできているのでしょうか？

　春口先生　痛みがシャント肢か非シャント肢かによって、すこし考えかたが違います。非シャント肢の場合、血流低下の原因は動脈硬化や動脈狭窄となるため、動脈を精査することになります。シャント肢の場合は、動脈硬化に加えて、シャントによって手指の血流が盗まれる病態も考えます。この病態には名前がついているのですが、知っていますか？

　看護師　はい。確か、**スチール症候群**ですよね。

　春口先生　そのとおりです。"スチール（steal）"はまさしく"盗

む"という意味です。実際は図1のような血液の流れとなっていることが多いですね。本来は手指に届く血流が逆流して、吻合部からシャントに流入します。手指の循環障害と同じように、軽度であれば冷感やしびれのみですが、重度になると壊死を伴います（図2）。

看護師　シャントで手指が壊死するというのは怖いですね。そうなる前の治療が必要だと思いますが、どのようにするのですか？

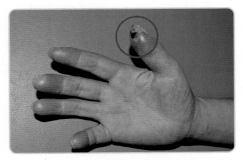

✦ 図2　第1指に皮膚壊死がある

春口先生　まず、動脈に狭窄があって、手指の血流が低下している場合は、**動脈の経皮的血管形成術（PTA）**を行います。透析患者は、血管壁の石灰化で、しばしば鎖骨下動脈に狭窄を生じることがあります（図3-a）。PTAの実施やステントを留置することで、手指の血流が増加します（図3-b）。これは、非シャント肢でも有効な方法となります。また、末梢の動脈硬化が進行して、血管が全体的に細くなっていると、手指の血流は低下します。この場合は動脈の長い範囲でPTAをすることも可能ですが、一般的な方法ではありません。

看護師　動脈狭窄や動脈硬化がなくてもスチール症候群を来すことはあるのですか？

春口先生　動脈硬化が軽度でもシャントの吻合径が大きいと、相対

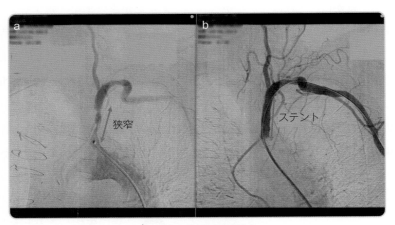

✦ 図3　鎖骨下動脈狭窄
a：術前。b：ステント留置後。

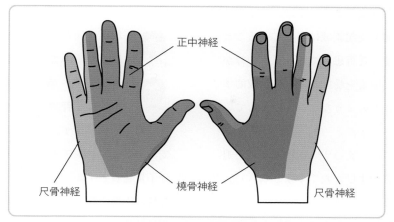

正中神経

尺骨神経　　　　　　　橈骨神経　　　　　　　　尺骨神経

✦ 図4　手指神経の支配領域

的にシャント血流が過剰になります。そうすると、動脈血の多くがシャント静脈にとられて、手指の血流が減少します。ですから、スチール症候群を疑ったときには、エコーでシャントの血流量（実際は上腕動脈血流量）を測定します。血流量が1,000mL/min以上あったら、シャント血流を低下させる手術を検討します。

　看護師　なるほど、過剰な血流があるかないかで、治療法が変わるのですね。ところで、薬剤を用いた治療法はないのですか？

　春口先生　症状が軽症（Fontaine分類Ⅱ度までの症状）で、あきらかな動脈狭窄や過剰血流がない場合は、薬物療法を試します。手指の血管を拡張させる薬剤を投与することが多いです。また、手指を冷やさないようにすることも大切です。

✦ 手指の痛みやしびれと手根管症候群

　春口先生　さて、ここまでは血流低下による手指の痛みやしびれについて説明しましたが、ほかの原因はないでしょうか？

　看護師　うーん……。痛みやしびれということは……神経ですか？

　春口先生　そうですね。しびれや痛みがあった場合は、神経障害を疑いますね。手指の神経は3つの神経によって、支配領域が明確に分かれています（図4）。これをすべて覚える必要はありませんが、**もっとも重要で障害を受けやすいのが正中神経**です。正中神経の支配領域はどこになるでしょうか？

　看護師　手のひら側の第1〜第3指になりますね。

春口先生　よく見ると、第4指の橈側も支配領域になっていることがわかります。透析患者では、正中神経が圧迫によって障害を受けることが比較的多いのですが、どのようなよびかたをしているか知っていますか？

 看護師　えっ!? 正中神経の圧迫障害のよびかたですか？ いいえ、わかりません。

 春口先生　**手根管症候群**という言葉は聞いたことがあると思います。

 看護師　確かに言葉だけは聞いたことがありますが……。実際にどのようなものかは、よく知りません。

 春口先生　そうですね。シャントとはとくに関係はありませんが、知っておくとよいと思います。手根管とは、手首の部分にある骨と横手根靱帯に囲まれた空間のことで、指を曲げる9本の腱と正中神経がそこを通過します（図5）。

 看護師　大事なものがかなり狭いところをぎゅうぎゅうと通っているのですね。

 春口先生　そうです。ですからなんらかの原因で**横手根靱帯が厚くなると、正中神経を圧迫して症状が出現します**。そうすると、正中神経の支配部位にしびれや痛みが出現するのです。これを手根管症候群と言います。症状は手指にありますが、原因は手関節の近くにあるのです

ね。

 看護師　どうして、横手根靱帯が厚くなるのでしょうか？

 春口先生　腎臓では除去できても、人工腎臓では十分に除去できない物質があります。中分子量物質といって、電解質やクレアチニン、尿素などの小分子量物質とアルブミンのような大分子量物質の中間の物質です。最近のダイアライザは性能が向上してかなり中分子量物質を除去できるようになってきましたが、以前のダイアライザはそうではなかったのです。

 看護師　そうなのですね。ダイアライザも進化しているのですね。

 春口先生　したがって、長期に透析を受けると、中分子量物質がすこしずつ体に溜まっていきます。とくに**β₂ミクログロブリン**という中分子量物質がアミロイドとして体中のいたるところに蓄積・沈着します。アミロイドは横手根靱帯にも沈着しますが、手根管は狭いため、横手根靱帯がすこし厚くなるだけで、正中神経を圧迫するのです。

 看護師　手根管症候群では、手指のしびれや痛み以外に症状はありますか？

 春口先生　正中神経の一部は母指球筋（掌の親指のつけ根にある膨らみ）にも運動枝を出しています。この神経のはたらきが低下すると、筋肉が萎縮し

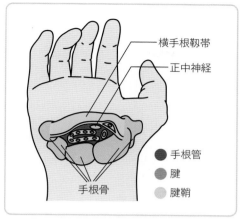

図5 手根管

横手根靱帯
正中神経

● 手根管
● 腱
○ 腱鞘

手根骨

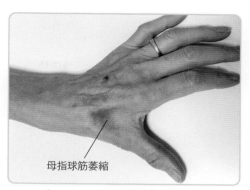

母指球筋萎縮

図6 母指球筋が萎縮している

ます。**手根管症候群を長期に放置しておくと母指球筋が萎縮する**ので、見ただけでわかります（図6）。横手根靱帯を切離して神経の圧迫を解除すると、痛みやしびれがやわらぎます。この靱帯は切離しても、手指の運動には影響がありません。

 看護師　そうすると、手指のしびれはスチール症候群と手根管症候群のどちらでも生じるのですね。どちらが原因なのかを知る方法はありますか？

 春口先生　じつは両方を合併していることも多いため、完全には原

因を特定できない場合もあります。スチール症候群では冷感を認めるけれど、手根管症候群は冷感がないので、冷感の有無は一つの鑑別する方法になります。また、**第5指にはしびれがない場合や、母指球筋が萎縮している場合は、手根管症候群を強く疑います**。静脈高血圧症の一つでもあるソアサム症候群でも手指の痛みを生じることがありますが、これに関しては148ページでくわしく話しますね。

スチール症候群の原因とは

　スチール症候群の原因として、動脈狭窄や動脈硬化で手指の血流が低下する場合（図-a、b）、および血流が過剰で手指の血流が低下する場合があげられます（図-c）。ただ、血流が過剰になるだけではスチール症候群とはなりません。動脈硬化などで、もともと手指の血流が低下していることが多いです。

　糖尿病や高齢の透析患者が増加してきており、今後さらにスチール症候群を呈する患者が増加します。そのため、シャントだけでなく、手指もよく観察しておいてください。

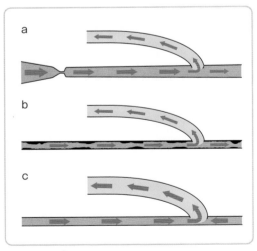

✦ 図　スチール症候群の原因
a：動脈狭窄。b：動脈硬化。c：血流過剰。

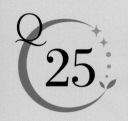

Q25 静脈高血圧症ってどういう病態なの？

静脈高血圧症と高血圧症の違い

 看護師（早川さん）　静脈高血圧症という言葉を聞くのですが、ふつうの高血圧症とはどのように違うのでしょうか？

 春口先生　シャント以外では、なかなか聞かない言葉ですよね。静脈高血圧症は字のごとく、静脈の圧が上昇した病態です。通常の高血圧症は動脈圧が高くなった病態なので厳密には動脈高血圧症というところですが、通常は圧が高くなるのは動脈であるため単に高血圧症とよんでいます。

 看護師　静脈の圧が高くなる病態は、話していただきましたね。静脈圧上昇や血管が硬く触れること、止血不良がありました。それから瘤の形成も、静脈の内圧が高くなることで生じますね。

 春口先生　素晴らしい！ ただ、今回の静脈高血圧症はそれとは違う病態なのです。これまでは、単にシャント静脈の圧が高くなるために生じる症状を話してきましたが、今度は**腕全体の静脈の圧が高くなる**のです。

 看護師　腕全体ですか？ また、たとえ話で教えてください！

 春口先生　では、高速道路を例にとって説明します。シャントの本幹が高速道路、それ以外の通常の静脈が一般道路だと思ってください。シャントである高速道路では車のスピードが速く、通常の静脈である一般道路では車のスピードは遅いです。ここで、高速道路の先で事故があれば、その手前では事故渋滞が生じることになります。車のスピードは遅くなり、なかなか進みません。シャントの内圧上昇もこの例と同じです。ここまでは大丈夫ですか？

 看護師　はい、大丈夫です。よくわかります。

 春口先生　高速道路以外にも一般道路は網目のように走っていますね。高速道路と一般道路があちこちでつながっていると考えてみてください。高速道路が混雑すると、一部の車は一般道路に逃げます。そうすると一般道路も混雑します。一部の車はいったん逆方向に走ること

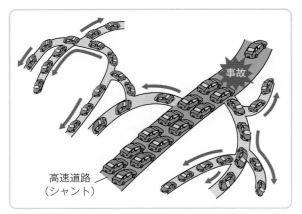

✦ 図1　交通量が多い場合

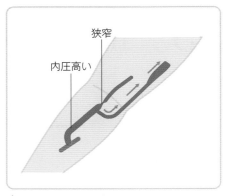

✦ 図2　静脈高血圧症になりにくいシャント
シャント血が中枢にスムーズに流れる。

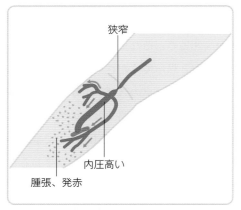

✦ 図3　静脈高血圧症になりやすいシャント

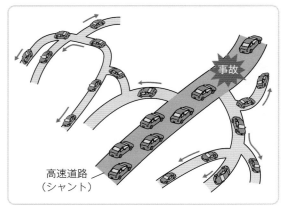

✦ 図4　交通量が少ない場合

もあるでしょう。すなわち道路すべてが混雑して動きが悪い状態になってしまいます（図1）。シャント肢で考えると、すべての静脈の還流が障害され、組織内の毛細血管が滞ってしまった状態が、静脈高血圧症であるといえます。

看護師　そう聞くと、なんだか腕が腫れて痛くなりそうです。

春口先生　そのとおりですね。指に輪ゴムを強く巻くと、血の流れが悪くなって紫色になる様子を思い浮かべてください。いわゆるうっ血となりますね。これと同じことが腕全体に生じます。早く治療しないと、潰瘍ができたり、組織が壊死したりすることもありえます。

看護師　シャント血管の圧が高くなるだけのものと静脈高血圧症に

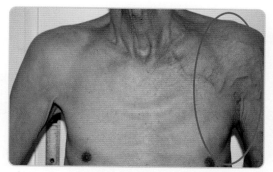

✦ 図5　一側だけの前胸部に見られる皮下静脈拡張

なるものでは、何が違いますか？

　春口先生　一つ目の違いは、**シャント血管に交通している静脈**ですね。図2と図3の違いを見てください。どちらも同じところに狭窄があります。でもその手前の静脈の状態は異なります。図2では狭窄の手前の逃げ道となる静脈はスムーズに中枢に流れています。このような場合は静脈高血圧症になりません。しかし、図3は、逃げ道となる静脈がスムーズに中枢に流れず、末梢に逆流しています。このような場合は静脈高血圧症になるのです。もう一つは、**入ってくる血流の違い**ですね。多くの血流が流入してくると、逆行する血流も多くなり、症状が強くなります。シャント血流が少なければ、静脈高血圧症の症状は軽くなります。交通量が少ない場合は一般道路に逃げる車が少なくなるのと同じです（図4）。

　看護師　よくわかりました。静脈高血圧症ではどのような症状がみ

られますか？

　春口先生　静脈高血圧症でもっとも多くみられるのは、腕全体が腫れるものです。前腕のさまざまな静脈から心臓に向かうあいだ、静脈はすこしずつ合流して、最終的には鎖骨下静脈の1本になります。鎖骨下静脈に狭窄が出現すると、それこそいろいろな細い静脈にシャント血が逃げるようになります。図5を見てください。左の前胸部の静脈だけが拡張していますね。**静脈高血圧症を疑ったら、かならず胸まで見てください**。そして、片方だけの静脈拡張がみられたら、鎖骨下静脈狭窄を疑ってください。じつは鎖骨下静脈のさらに中枢の腕頭静脈に狭窄があると、内頸静脈を逆流して（図6）、片方の顔面だけが腫れることがあります。

　看護師　なるほど。胸や顔もきちんと観察する必要があるということですね。

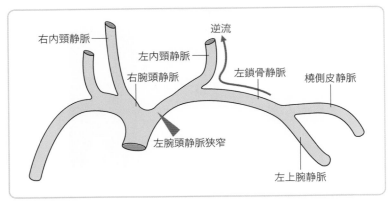

✦ 図6　腕頭静脈狭窄による内頸静脈の逆流

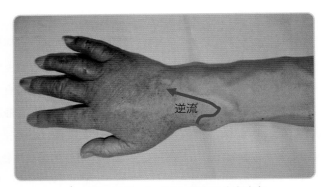

✦ 図7　第3、4、5指の腫脹と皮膚潰瘍

✦ ソアサム症候群と静脈高血圧症

 看護師　ところで、ソアサム症候群というのも、静脈高血圧症の一種ですか？

 春口先生　**ソアサム症候群は、シャント血の逆流によって手指が腫れるものです**（図7）。シャント吻合部の3cm程度中枢に手背から合流する静脈を認めます。静脈なので、ふつうは中枢に流れるのですが、合流部の中枢に高度の狭窄が

あると、この静脈にシャント血が逆流して、手指からの静脈還流が悪くなるのです（図8）。とくに第3、4指の腫脹がみられます（図7）。ソア（sore）というのはヒリヒリした痛み、サム（thumb）は親指という意味です。したがって、これは「親指に痛みが生じるもの」という意味になります。この言葉が考案されたときは、親指に痛みを生じる人が多かったです。でも、いまは親指に痛みが生じることはほとんどありません。

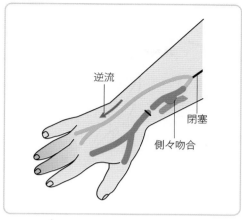

✦ 図8 ソアサム症候群の病態

手背枝に逆流して第3、4指を中心に腫脹が生じる。

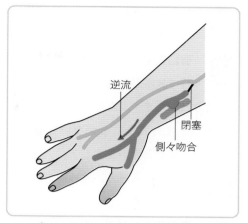

✦ 図9 側々吻合のシャントの逆流

看護師 えっ!? そうなのですか? それはどうしてですか?

春口先生 それは、シャントの歴史に関係があります。内シャントが考案されたときは、いまと違って、側々吻合だったのです。すると、シャント血が中枢方向と末梢方向に流れます。多くの血流は中枢方向ですので、通常は問題なく透析を行えますが、中枢の静脈に高度の狭窄が生じると、末梢への逆流が増加します。その静脈は親指につながっているため、親指が痛くなるのです（図9）。現在は側端吻合なので、そのようなことは起こりません。ただ、先ほど示したように、手背から合流する静脈に逆流します。

看護師 なるほど。でも、名称を変えることはないのですか?

春口先生 そうですね。ソアフィンガーとかソアハンドという言葉はできそうですが、なぜかいままでの慣習でソアサム症候群といわれています。この病態も一種の静脈高血圧症です。

看護師 先ほどの腕全体が腫れるものとはかなり様相が違いますね。どうして腫れる部位が違うのでしょうか?

春口先生 **静脈高血圧症は、狭窄の末梢側に症状が出現します**。先ほどの高速道路で考えてみましょう。事故渋滞よりも先はスムーズに車が流れますね。ですから、鎖骨下静脈のように中枢に狭窄があると腕全体が腫れますが、手背から合流する静脈のすぐ中枢に狭窄がある場合は手指にしか症状が出現しません。

看護師　それでは、その中間のも
のもあるのですか？

 春口先生　そのとおりです。肘近
傍で狭窄があると、前腕だけが腫
れることになります。ただ、そのような患
者さんはあまりみたことがないと思いま
す。どうしてだと思いますか？

 看護師　うーん、逃げ道がたくさ
んあるからでしょうか？

 春口先生　おお、そのとおりです
ね。シャントを模式図で表すと、
図10のようになっています。シャント静
脈は最初1本ですが、前腕から肘にかけて
いくつかの血管に分岐しています。そのた
め、1つの静脈に狭窄が生じても、静脈高
血圧症にはなりにくいのですね。ただ、上
腕尺側皮静脈に吻合された人工血管の場

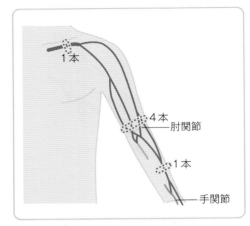

✦ 図10　シャントの模式図

合、その中枢に狭窄があると、末梢に逆流
して、前腕だけに症状が出現することもあ
ります。逆に、この症状が出現したら狭窄
を疑って、精査する場合もあります。

mini解説

静脈高血圧症の治療法

　静脈高血圧症の原因は狭窄なので、狭窄の治療として経皮的血管形成術（PTA）を第一に考えます。注意しなければならないのは、とくに鎖骨下静脈より中枢の狭窄による静脈高血圧症です。腕全体の静脈高血圧症になるには、狭窄だけでなく、血流過剰を伴っていることが多いのです。多くの血流に見合うだけの血管径がないため、静脈高血圧症となってしまうのですね。ですから、PTAを施行すると、過剰血流になる可能性があるのです。そのことを考慮して、治療をする必要があります。

　高速道路の例で考えると、入口が4ゲート開いていても出口が1ゲートの状態が静脈高血圧症です。出口を4ゲート開放すると、多くの車が流れ込んで過剰血流になります。このようにPTAを行うと過剰血流になるシャントに対して行われるのが、シャント血管のバンディング手術です。この治療法は135ページを参照してください。

　本幹（シャント）が閉塞しているため末梢に逆流しており、PTAが困難な場合は閉塞部を人工血管でバイパスする方法もあります。ソアサム症候群に対する治療法として有効です。また、あきらかに1、2本の静脈の逆流が静脈高血圧症の原因となっている場合は、単に逆流する静脈を結紮する方法もあります。

　静脈高血圧症が高度の場合は、シャントそのものを閉鎖しなければならないこともありますが、症状が強く、すでに皮膚潰瘍がみられる場合は、閉鎖することをためらってはいけません。

考え続けていると何かとつながる

　「透析室で、狭窄の程度や血流をより簡単に測定できる方法はないだろうか？」「エコーは大がかりなので、何かポケットに入るもので、誰もが、とくに知識をもたずにシャントにすこしあてるだけで数値が出るようなものはないか？」「触診がもっとも敏感なので、それを感じることができるものはないか？」「とくに触診で得られた血管の硬さ。硬くなってくると閉塞の危険があることはわかっていたので、この硬さは測れないものか？」と、私はずっと考えていました。そう思っていたとき、テレビで肩の筋肉の硬さを測定する器械の紹介がありました。小さな器械を肩に押すだけで、硬さがわかるというものです。私はそのとき、「硬さ」というキーワードに「ピピッ」ときました。そうです、この機器でシャントの血管の硬さを測ることはできないか？ と思ったのです。

　そして、その業者にクリニックに来てもらいました。確かに肩に押しあてると数値が出ます（図1）。しかし、かなりの圧力をかけないとダメなものでした。このままシャントに使用しても、皮膚の下の筋肉や骨の硬さしかわかりません。血管がつぶれない程度に軽く押さえてその硬さを知ることは、むずかしいなと考えていました。「もっと微妙な硬さを測定できる方法はありませんか？」と業者に依頼し、改良を重ねてもらいました。そしてばねなどの調整をして、試行錯誤をしながら、ペン型のシャント内圧測定器を開発しました（図2）。

　図3は、上腕動脈血流量と血管の硬さの相関図です。中枢に狭窄があって、硬い静脈が触れるシャントは、血流量も低下しています。実際に、この相関図でも血管の硬さと血流量は反比例していることがわかりますね。

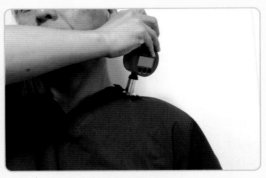

✦ 図1　筋硬度計を肩にあてているところ

「シャント血管の硬さ」ということをずっと考えていなければ、この器械をテレビで見ても何もひっかからなかったと思います。気になることを心に留めておくことが大切です。そうすれば、日常のふとしたことをそれにつなげることができます。多くは、あまり意味のないものですが、そのなかから新たな結びつきが生まれることがあります。

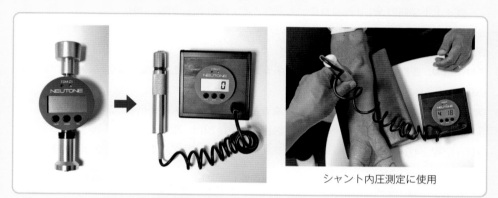

シャント内圧測定に使用

◆　図2　ペン型の硬度計を試作して、シャントの内圧測定として使用

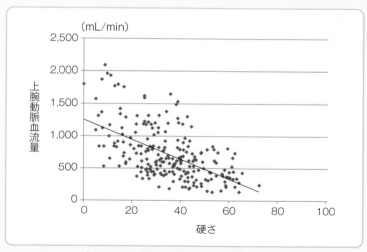

◆　図3　上腕動脈血流量と「硬さ」の相関

引用・参考文献

1) 春口洋昭. 特集：シャント専門医がわかりやすく答える いまさら聞けないシャントの素朴な疑問. 透析ケア. 28（6）, 2022, 513-85.

2) 春口洋昭. "「穿刺」とは何かを理解しよう！：バスキュラーアクセスって何？". 透析穿刺スキルアップブック：どんな血管にも "うまく" 刺せるコツを教えます！ 透析ケア別冊. 宮下美子編. 大阪, メディカ出版, 2018, 13-6.

3) 春口洋昭. "いざ穿刺！ シャントをイメージしてみよう：シャントの理解に必要な血管の解剖". 前掲書2), 56-60.

4) 春口洋昭編. 看護師・臨床工学技士のための透析シャントエコー入門：機能評価・形態評価・エコーガイド下穿刺のWEB動画つき. 大阪, メディカ出版, 2018, 216p.

5) 春口洋昭. 透析ナースのためのバスキュラーアクセス春口ゼミ. 大阪, メディカ出版, 2012, 175p,（わかりやすいゼミナールシリーズ, 2）.

6) 春口洋昭編. 透析スタッフのためのバスキュラーアクセス超音波検査. 東京, 医歯薬出版, 2017, 168p.

7) 春口洋昭編. バスキュラーアクセス超音波テキスト. 東京, 医歯薬出版, 2011, 240p.

8) 春口洋昭. 実践シャントエコー. 東京, 医歯薬出版, 2013, 124p.

9) 春口洋昭編. バスキュラーアクセスのトラブルシューティング. 東京, 日本医事新報社, 2022, 272p.

10) 春口洋昭ほか編. 症例と動画で学ぶバスキュラーアクセス超音波検査：基礎編. 東京, アスリード, 2016, 158p.

11) 春口洋昭. シャントと生きるということ. 東京, 幻冬舎, 2018, 185p.

12) 久木田和丘ほか編. 透析用グラフトのすべて. 大平整爾監修. 東京, 中外医学社, 2013, 182p.

索引

✦ おわりに ✦

　読んでいただいた方はお気づきだと思いますが、本書では、シャントを川やホース、または道路に見立てたりして、説明しています。シャントは血液の流れですので、なんらかの流れのあるものと近いからです。そして流れているものは、ほぼ同じ原理で説明できます。

　人間の体は複雑で、さまざまな要因が重なって一つの現象を呈することも少なくありません。機械のように、原因を一つに絞り込めないこともあります。しかしシャントは流れなので、考えれば原因にたどり着く数少ない生体現象なのです。本書では、流れるものがもつ特徴を示し、その考えかたをいかにして身につけるか、ということに腐心して制作しました。

　一つひとつ覚えていくほうが簡単で、すこしまどろっこしいと感じる人もいるかもしれません。体の多くの症状は典型的なことを覚えておけば、ケアに役立ちます。しかし、シャントは一つひとつ覚えなくても、理論的に考えれば正解にたどり着けます。そして、いったん正しい考えかたを身につければ、どのような症例に出会っても原因を推測することができるのです。

　シャントの診察は、もちろん患者のためなのですが、診察する人自身が理論的な思考法を育てるものとしても、とても有効なのです。本書をとおして考える力を養っていただけたら、うれしく思います。

2023 年 4 月

飯田橋春口クリニック院長

春口洋昭

著者紹介

春口洋昭 （はるぐち・ひろあき）
飯田橋春口クリニック院長

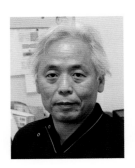

［略歴］

東京都練馬区生まれ

1985年　鹿児島大学医学部卒業

　　　　東京女子医科大学腎臓外科勤務

　　　　腎移植、腎不全外科、バスキュラーアクセス、人工臓器の臨床と研究に携わる

2006年　飯田橋春口クリニック開院

　　　　バスキュラーアクセスの診療および治療に特化し、現在に至る

［おもな所属学会］

バスキュラーアクセス超音波研究会　代表世話人

透析バスキュラーアクセスインターベンション治療医学会　理事

日本透析医学会　評議員　など

［編著書］

『バスキュラーアクセス超音波テキスト』編著（医歯薬出版、2011年）

『透析ナースのためのバスキュラーアクセス 春口ゼミ』著（メディカ出版、2012年）

『透析スタッフのためのバスキュラーアクセス超音波検査』編著（医歯薬出版、2017年）

『看護師・臨床工学技士のための透析シャントエコー入門』編著（メディカ出版、2018年）

ほか多数

［趣味］

散歩とギター演奏

本書は、小社刊行の専門誌『透析ケア』28巻6号（2022年6月号）の特集「シャント専門医がわかりやすく答える いまさら聞けないシャントの素朴な疑問」をまとめて、大幅に加筆・修正し、単行本化したものです。

とうせき　べっさつ
透析ケア別冊

とうせき　　　　　　　　　き
透析ナースがいまさら聞けないシャントのギモン
　　　　　　　　　　　　　　　　　　せんもんい　　　　　ずかい　　　　　　こた
ーバスキュラーアクセス専門医がたっぷり図解でやさしく答えます！

2023年6月25日発行　第1版第1刷

　　　　　　　　　　　　　　　　　　　　　　はるぐち　ひろあき
　　　　　　　　著　者　春口　洋昭
　　　　　　　　発行者　長谷川　翔
　　　　　　　　発行所　株式会社メディカ出版
　　　　　　　　　　　　〒532-8588
　　　　　　　　　　　　大阪市淀川区宮原3－4－30
　　　　　　　　　　　　ニッセイ新大阪ビル16F
　　　　　　　　　　　　https://www.medica.co.jp/
　　　　　　　　編集担当　西川雅子
　　　　　　　　装　幀　藤田修三
　　　　　　　　イラスト　中村恵子／松山朋未
　　　　　　　　組　版　稲田みゆき
　　　　　　　　印刷・製本　株式会社シナノ パブリッシング プレス

ISBN978-4-8404-8187-8　　　　　　　　　　　　　　Printed and bound in Japan

当社出版物に関する各種お問い合わせ先（受付時間：平日9：00～17：00）
●編集内容については、編集局 06-6398-5048
●ご注文・不良品（乱丁・落丁）については、お客様センター 0120-276-115